大国医：
这样调体质，
孩子生病少

内含超过50个中医育儿妙方

全国名老中医继承人 儿科专家 张巨明／著

U0376396

吉林科学技术出版社

图书在版编目（CIP）数据

大国医：这样调体质，孩子生病少 / 张巨明著. --
长春：吉林科学技术出版社，2023.1
ISBN 978-7-5578-9022-3

Ⅰ．①大… Ⅱ．①张… Ⅲ．①儿童－保健 Ⅳ.
①R179

中国版本图书馆CIP数据核字(2021)第234887号

大国医：这样调体质，孩子生病少
DAGUOYI：ZHEYANG TIAO TIZHI，HAIZI SHENGBING SHAO

著　　者	张巨明
出 版 人	宛　霞
责任编辑	孟　盟
书籍装帧	长春美印图文设计有限公司
封面设计	王　婧
幅面尺寸	170 mm×240 mm
开　　本	16
印　　张	15
页　　数	240
字　　数	220千字
印　　数	1-6 000册
版　　次	2023年1月第1版
印　　次	2023年1月第1次印刷

出　　版　吉林科学技术出版社
发　　行　吉林科学技术出版社
地　　址　吉林省长春市福祉大路5788号
邮　　编　130118
发行部电话 / 传真　0431-81629529　81629530　81629531
　　　　　　　　　　81629532　81629533　81629534
储运部电话　0431-84612872
编辑部电话　0431-81629518
印　　刷　长春新华印刷集团有限公司

书号　ISBN 978-7-5578-9022-3
定价　49.90元

健康，才是孩子最需要的爱

每个做父母的，都认为自己非常爱孩子吧？都想孩子健康成长，可以更好地享受这个世界。可是，你真的爱孩子吗？你的孩子真的健康吗？

长久以来，人们对健康的理解，仅限于躯体没有疾病、没有缺陷等。但随着社会文明程度的不断提高，健康被赋予了新的含义。根据联合国世界卫生组织的定义，健康不仅是没有疾病，而是包括躯体健康、心理健康、社会适应良好和道德健康。且不说其他标准，就拿最基本的来说，你的孩子身心健康吗？

在身体健康方面，基本上大多数家长都自认为自己特别尽心，好吃的、好喝的全都提供给孩子，什么营养丰富给孩子吃什么，只要是孩子爱吃的东西，家长从不吝啬。然而实际效果呢？尽管生活水平越来越高，可是在临床上我们有很明显的感觉，孩子的体质并没有得到改善。这是因为，很多家长不懂得合理地去喂养孩子，不懂得养护孩子体内的脏腑，导致孩子的身体发出抗议与提醒。你真的觉得给孩子吃得好就可以了吗？才不是这样的。合理膳食、营养均衡、清淡适量，这才是对身体有好处的饮食方案。

如果你经常给孩子吃大鱼大肉，那可未必是好事。科学家们拿猴子做过实验，结果是，吃七分饱的猴子和每天吃得饱饱的同龄猴子相比，T淋巴细胞等级比较高，细胞活性较高，因此比较不容易生病。也就是说，吃得太多、太好，反倒有可能让孩子更容易生病。所以，你所谓的爱，也许正在伤害孩子。

心理健康方面就更加重要了。尽管越来越多的家长学习了育儿知识，知道应该关注孩子的心理健康。然而，知道是一回事，做到是另一回事。家长几乎都希望自己的孩子成为人中龙凤，于是给孩子身上增加了很多"负担"。最主要的当然是学习上的压力。

孩子压力重了，看起来就会有一些累的表现，家长也就会积极地给孩子用大量的食物、药物来减压，这也已经成为时代的流行病。家长对孩子都是小心翼翼的，只要孩子有一点风吹草动，立马就去"抢救"。

可是，任何治疗都比不上预防，再好的治疗效果也比不上从未生过病，不是吗？

身心健康，才是我们能给孩子最好的爱，也是最基本的爱。而孩子的健康，并不能只依赖医院和医生，它其实主要掌握在家长手中，你平时给孩子吃什么、让他养成了怎样的生活习惯、给他进行了哪些方面的调理，这些都事关孩子身体机制的防御和抵抗疾病的能力。

孩子成年之前，他的身体可塑性都是比较强的，所以，家长做了什么、没做什么、做得对不对，对于孩子一生的健康都至关重要。关于孩子身心健康的这些事情，家长知道得越早越好，并且实践得越早越好。

目录
CONTENTS

第三章　疾病调理——孩子小病有"妙招儿"

第四章　心理调理——孩子的"心病"也要调

第五章　预防为主——父母最容易忽视的问题

第六章　保健调理——小技巧带给孩子好体质

第一章
孩子爱生病，
父母有责任

　　家里要是有一个爱生病的孩子，父母的身心都会饱受煎熬。可是大家有没有想过，也许孩子爱生病，主要责任在你自己这里？每个孩子的先天体质不同，后天的调养方式也不同。不管孩子体质好不好，我们能做的都是尽可能给他更加科学合理的照顾。这样，才能让孩子的身体素质在原有基础上不断改善，调理出让孩子一生都受益的健康身体。

不懂体质的喂养，孩子多半爱生病

我经常会跟家长谈到小儿体质的问题，中医学体质的概念，有三个方面的基本特征：

其一，强调先天禀赋和后天调养对体质形成的影响。先天因素是人体体质形成的重要基础，决定了体质的相对稳定性和个体的特异性；后天调养可使体质强弱发生变化，以及体质类型发生改变；先后天的各种因素，构成了人体大的内、外环境。

其二，突出了中医的"形神合一"的健康生命观，正如明代医学家张介宾在《类经·藏象类》中所说："形神俱备，乃为全体。"形态结构、生理功能、精神心理各方面都处于健康状态，才是真正的健康。

其三，强调了"天人合一"的自然观，也就是人与自然、社会的和谐，对环境的适应能力和程度也往往蕴藏在体质中。

先天禀赋决定了孩子体质起跑线的起点，而之后的发展与走向取决于后天的喂养。所以，按体质的类别调养孩子的身体，是非常重要的。

0~6岁是孩子最重要的发展时期，与先天、后天都有着密切的关系。在这一时期，我们可以通过喂养调整孩子的体质，除了异禀质（改变相对较难）外，其他体质都可以通过正确的喂养方式、食疗保健等得到较为明显的改变。而孩子的体质正常与否，与疾病的发生有着密切的关系。所以，这个时期正确的喂养方式尤为重要。

我有个邻居，对于孩子的饮食问题十分困扰，特意来问我："张大夫，您看我这孩子是怎么回事？一天没有肉都不行，特别喜欢吃羊肉、牛肉，还特别喜欢吃辣，夏天也一样。所以，我就常给孩子吃点苦瓜、螃蟹、西瓜、梨，或者给孩子常喝点绿豆汤，想给孩子降降火。可是问题就出在这里，孩子不但不喜欢吃这些，多给吃几顿吧，还特容易拉肚子，但不给吃，又怕孩子上火难受，您说该怎么办？"

现在的家长个个都成了养生家，对孩子的饮食也有诸多的限制，但有时候，我们也要学会"妥协"一番：孩子喜欢吃，必定是有缘由的，这可能是他身体发出的信号，因为需要，才会渴求。

所以，我就让邻居把孩子带过来看了看，果然，她家孩子属虚寒体质，也就是体内缺少阳气，"阳主热"，体内阳气不足，所以需要从外界摄取来弥补内在的不足，这样便刚好达到体内的需要。所以，虽说孩子一直这样吃，但他的舌苔正常，没有上火的症状。但是，当她给孩子降火的时候，苦瓜、螃蟹、绿豆等都属寒凉食物，而中医里，苦寒伤阳气，易伤脾胃，就容易引起腹泻。

后来，我建议她给孩子吃一些温补的食物，例如莲子、山药等，或者是用草鱼来代替牛、羊肉类，也可以多喝点姜汤、姜茶，来补充体内的阳气。这样一来，孩子对大热的羊肉与辛辣的食物需求，就会大大减少。如果一味给他降火，反倒容易伤及脾胃。

如果孩子易生病，西医一般把这一切都归咎于细菌、病毒等感染，或者是肠道的菌群失调等。

从中医的角度来看，我却认为其实真正的元凶是我们自己，是我们对体质了解太少，在无形中为孩子患病创造了条件。

千年前，张仲景在《金匮要略》中提道："所食之味，有与病相宜，有与身为害，若得宜则益体，害则成疾"。这是经历了千年洗礼，仍然流传下来的经典。

这个道理，我经常会讲给患者家长听，也引起了很多家长的兴趣和关注，他们都迫切希望多了解一些相关知识，希望能清楚自己孩子的体质，经常会鼓励我写这方面的文章。

所以，经过多年来的诊疗观察，我决定以七种不同的体质，来为家长详细介绍关于体质喂养的一些问题。由于人的体质分类方法比较多，按不同的方法，就会有不同的分类。我本来想按中医基础理论中的三种体质作为孩子的体质类型，但是经过研究与思考，孩子的体质是多变的，也想详细为家长划分。所以，在三种体质（阴阳平和质、偏阳质、偏阴质）的基础上，再根据八纲辨证与脏腑辨证来详细地划分，主要有以下七种：生机旺盛质、脾虚质、积滞质、热滞质、湿滞质、心火偏旺质、异禀质。

接下来，我会详细地为家长解读这七种体质的症状表现，希望对家长喂养孩子有帮助。

生机旺盛质：让人省心的小宝贝

这种体质的孩子简直是上天的宠儿，其他体质的孩子需要家长付出很大的努力，才能达到这种"阴阳均平"的生机旺盛质，也就是中医所说的阴阳平和质。这种体质是较为和谐的体质，也是孩子健康的一种无声无形的保证。

这是一种相对让家长省心的体质，只需稍微注意一些日常饮食起居，就是对孩子的最好保健。但实际往往是，很多家长自己为孩子找疾病，也给自己找麻烦。

前几天，有位家长带孩子来到我的门诊，她的孩子身体一直都很健康，生长发育正常，智力发育良好，不胖也不瘦，身体健壮，活泼可爱，生长旺盛，精神状态好。最近因为孩子面临考试，还有课外培训，压力比较大，所以想给孩子做些好吃的，但孩子不买账，不怎么爱吃，看着精神也不如从前。听到别的家长在讨论给孩子补补身体，于是也想给孩子补补，所以希望我能给开一些补药。

这个孩子本身是平和体质，其实原本就很健康的，我并不赞成给她用药物补养。《黄帝内经·素问》中说："五谷为养，五果为助，五畜为益，五菜为充，气味合而服之，以补益精气"。因此我较为推崇食疗，只开了些加味玉屏风散，这是个微补、可以增强孩子免疫力的药方。

对于有疾病症状的孩子，我们可以先以中药来治疗，而后再考虑其体质特征来调养。但大多数情况下，还是建议家长通过合理膳食给孩子调理身体，同时尽量不要给孩子太大的压力，让孩子自由健康地成长。

说到这里，相信很多家长还是一头雾水，不知道自己的孩子是不是这种体质。其实一般来说，体质大概都会有夹质。家长看看大概哪个符合的多一些，就可以判断孩子的大致体质。现在我先来给大家介绍一下平和体质的特点：

一般来说，平和体质的孩子生长发育正常，智力发育良好，胖瘦适度，身体健壮，富有生气，生长旺盛；精神状态好，精力充沛，面色红润有光泽，皮肤柔嫩，唇色红润，毛发润泽，语声清晰，哭声洪亮和顺，食量适中，大小便正常；舌体正常，舌淡红，苔薄白，脉缓和有力；性格开朗、随和，喜欢与人接触；夜间睡觉安静平和；自我调节能力较好，对外界环境能够很好地适应；不会因为环境的突然变更发病或出现明显不适，即使发病，恢复较为快速。

如果你的孩子是这种体质，只需要继续保持就很好了。要知道，先天之气充盈就是孩子的最大能量库，也是所有动力的源泉。要想长久地保持健康强壮的身体，我们只需要去激发、更替我们的原动力，使其达到生生不息的状态，就已经足够。

具体该怎么做呢？中医遵循"天人相应，顺应自然"的方法，提倡春夏养阳，秋冬养阴，顺应四时阴阳变化，顺应季节而选择食物。既然我们要激发先天之本，重点可放在补肾上面。肾藏先天之精，为脏腑阴阳之根，有"先天之本"之称。但是需要注意，孩子不能跟成人一样补，大家千万别乱补。

我这里的所谓先天，是说可以带孩子多出去吸收天地之灵气、日月之精华。就如同武侠小说里面的练内功一般，要想有较高的造诣，需要汲取大自然的强大灵气才行。简单地说，就是多带着孩子与大自然亲近，先小量运动，等孩子适应，再慢慢加强，切不可急功近利，需长期坚持。

另外，还要保证孩子有充足的睡眠时间。年龄段不同，所需的睡眠时间也不同，一般4岁左右的孩子，充足睡眠时间为11个小时左右。当然，其他具体的细节，还是要根据孩子的自身情况来进行调整。

脾虚质：孩子太安静，父母要留意

　　如果孩子没有完美的先天体质，家长也无须抱怨，常言道："十全九美"，先天不足后天可以补，而且，必须要后天来补。

　　我们的身体就是一个自我调节与自我置换的结合体，出生时，就会自动判断气血津液的流向，哪里有需要就去哪里，哪里重要就去哪里。所以，脾虚质的孩子，主要是由于先天有肾精亏虚，所以气血津液都被身体输送到我们的肾，来确保先天之精，那么最先殃及的便是我们的脾，因此造成了孩子出生就有一些脾虚的表现。

　　下面我先来给大家大致介绍一下脾虚体质的主要表现：一般来说，这种体质的孩子胃口不太好，容易腹胀，吃完饭尤其严重。大便溏薄，神疲懒言，少气，肢体倦怠，较为安静少动，哭声较低，身体虚胖或消瘦，面色苍白或萎黄，自汗乏力，动则汗多，小便量多或正常，舌色淡，舌体胖，舌边有齿痕，苔薄白，脉细。容易出现虚胖或消瘦的形体。

　　为什么脾虚的孩子会特别安静呢？在中医理论中，脾者，土也；土者，生万物而法天地。所以脾的功能非常强大，被称为"后天之本""气血生化之源"。当孩子脾虚的时候，气血没有化生之源，常见的就是气血虚，孩子气虚，就会安静，不想说话。

有一次我去外地出差，在飞机上碰到带着孩子外出旅游的一家三口。他们家孩子是很安静的那种，不哭不闹，饿了就吃，吃了就睡，但是一直流口水，家长不断地擦。

看到孩子，我的职业病又犯了，忍不住和家长闲聊了几句："你的孩子可真乖巧安静。"听到这话，孩子母亲的话匣子打开了，跟遇到了知音似的跟我吐苦水，说这孩子太安静了，也不爱动。他们都觉得男孩活泼一点才好，也带孩子去医院检查过，可是各项指标都很正常。

我看了看孩子舌苔，给他把了把脉，说："你的这孩子大概是属于脾虚体质。"我告诉他们，你的孩子虽然看起来胖，但实际上体重不重，是形盛气衰，这是因为脾气不足，脾虚则生湿、生痰，"诸湿肿满，皆属于脾"，加之"脾主身之肌肉"。所以，造成了孩子"浮肿"，也就是虚胖的体型。因此吃完饭后，孩子腹部总是隆起、胀满，而且孩子喜欢揉按，也怕冷。《黄帝内经·素问》中有"脾为涎"，涎俗称为"口水"，脾气虚，气不摄津，这也是为什么孩子口角总会流口水。而且你可以看到，孩子的舌头边缘有齿痕。

没有等我说完，孩子的妈妈直点头，急急地打断我："您说的太准了。"这时候，他们已经知道我是医生了，就问我应该怎么调理。虽说孩子没什么病，可是这么虚胖、没有活力，他们终归是不放心。

我就安慰他们，这孩子也不是什么病，就是属于脾虚体质，其实各种体质皆有自己的优劣，而对于你孩子这种体质，我们要做的便是"引强济弱，重点养脾"。所以说，现在要做的就是让孩子的脾强壮起来。

怎么办呢？善养者，重食而非药，才是上工。在饮食上，可以给孩子吃山药茯苓粥、党参小米粥、山药大枣汤、马铃薯、鱼肉等。

此外，还可以常常给孩子循脾经按摩，从脚内侧循着脾经往上按摩至腹部，在腹部顺时针揉按，促进脾胃的运化，后面章节会有具体介绍。

最后就是锻炼身体，吸收大自然之清气，来补己之元气，万物源于自然，所以自然是最好的补给。中医讲求"形神合一"。与武侠小说里修炼内功要凝神静气有异曲同工之妙。所以，最好让孩子从内心喜欢运动，长期坚持，会还你一个活蹦乱跳的孩子。后来下飞机时，孩子父母要了我的名片。

大概过了半年，接到一个陌生电话，是飞机上遇到的那家人打来的，说孩子现在变得活泼很多，也健康很多。医者父母心，没有什么比这种消息更让人开心的了。

不过，大家即便能根据我上面的描述判断孩子的体质，也不建议你们自己随意用药。因为中医都是着眼于整体的，所以脾虚不一定是只有脾，可以夹杂其他脏器的虚实，比如可能出现脾胃虚、肝旺脾虚、脾肾阳虚、心脾气血亏虚等。所以还需要随症治之，随症养之，做到对症下药才好。

积滞质：食欲缺乏，日渐消瘦

前段时间，一个远房亲戚结婚，婚宴上大家又聊起各自的工作和家庭。通常这种场合我不太有时间参加，这次一露面，我这个医生在众多行业的亲朋好友中变得热门起来，很多人来找我聊天，咨询各种关于孩子的问题，并希望我给一些好的建议。

有一位亲戚问我，说他家儿子今年5周岁，吃饭时不太乖，天天都要追着、哄着才能吃进去一点饭。跟我抱怨说孩子吃饭太难了，而且食欲一点都不好，舌面上有挺厚的舌苔，有时候还口臭。夜晚睡觉容易出汗，孩子一直都挺瘦的。

他也带孩子去看了医生，医生说是孩子消化功能不太好，问我像这种情况，中医有没有什么好的方法调理。他这一问，大家也跟着附和："是啊，我孩子也总是这样，不爱吃饭。怎样才让孩子多吃一点，长得健康一些？"

我跟他说，你的孩子应该是属于积滞体质。因为先天的脾胃虚寒，出现积滞，从而造成孩子积滞型体质，主要临床症状有：形体偏瘦，面色苍白或萎黄，困倦无力，睡眠不安，不思饮食，食后饱胀，喜温，呕吐酸馊乳食，大便溏薄酸臭，舌体胖有齿痕，苔白厚，脉细。与你的孩子这症状正好吻合。

这里我先跟大家解释一下积滞是什么。简单来说，孩子体内有一个排污系统，如果排污系统本身的功能不太好，平时就容易发生堆积，如果出现涨水或是垃圾较多的时候，那么更容易发生堵塞，这无疑是雪上加霜，就会导致食欲缺乏，日渐消瘦；还有一种，就是本身的排污系统较好，但是也抵不住突然大量的堆积，这会使系统崩溃，也就形成了积滞。

积滞体质的孩子健康的关键在于：孩子自身的排污系统不能堆积太多垃圾。如果堵了，那孩子就处于一个自身的封闭状态，这样孩子不能与自然统一，孩子能不生病吗？所以，首要任务就是使孩子体内畅通，参与到人与自然的大循环中。而循环又需要气的推动，血的输送，气血相互化生，相互载运，孩子才能真正达到健康。

我们该做的就是将其本身的系统慢慢地修复，以求其"本"。再加上经常疏通系统，只要把"本源"养好了，堆积垃圾的地方排空了，并且让它保持畅通的状态，做到"缓则治本"，如果出现急性发作，便采取"标本兼治""扶正兼祛邪"，那么这就是最好的调理。

张介宾的《景岳全书》中曾说过："凡先天之有不足者，但得后天培养之力，则补天之功，亦可居其强半"。对于积滞型体质的孩子来说，后天该怎么调养呢？

俗话说，药补不如食补，通过饮食来调节才是上策。所以，这种体质的孩子，家长要特别注意日常饮食，以期达到"养其本"的效果。饮食方面的调补，自然是少不了粥类，如山楂薏米小米粥，莱菔子粳米粥，也可常用山楂、大枣泡水喝，还可用山楂、大枣、党参、山药等消补的中药，来炖白萝卜给孩子吃。饮食一定要清淡，因为孩子消化功能不好，油炸之类不易消化的食物，能少吃就少吃，最好不吃。

对于这类体质的孩子，家中可常备一些健脾胃消食的中成药。因为孩子自身不能正常调节，有时候需要用药。对此我们应该选择健脾助运、消补兼施的中成药，比如小儿健脾丸、肥儿散冲剂、健胃消食片等。积滞体质，主要是气虚，无力运化食物，而使食物停留不动，也可以吃补中益气丸。

除了养生调摄得当，还需要加强身体锻炼，才能使体质由弱变强，弥补先天不足而获得健康。而锻炼需动静结合，在中医理论中，静则养神，形属阴，主静，是人体的物质基础、营养来源。保持孩子充足的睡眠，练书法、绘画、下棋等来修性怡神，都是静养；动则养身，生命在于运动，运动可以增强体质，促进气机通畅，气血调和，方法有散步、游泳、跑步、舞蹈等。

另外，小儿推拿也是非常好的方法，家长有时间可常给孩子顺时针推揉腹部，也可以按压足三里穴以强身健体。

热滞质：孩子面红不一定是健康的标志

在我的诊疗室外面，经常会有家长闲聊，有的家长会很自豪地炫耀："我家孩子面色红润，白里透红的，多健康，一看就是气血足。"还有的家长就反驳道："面红不一定就是健康。"你是怎么认为的呢？

在生活中，可能大多数的家长，都是以面色来判断孩子是否健康。我也不反对，面色可以作为诊断标准之一。但是大家要注意，面红可不一定就是健康的标志，想要判断孩子是否健康，需要中医的整体观察、辨证论治来进行判断。

在中医里，面红可能是气血充足，也可能表示孩子体内积热，很多家长会问，怎样才能知道，什么时候面红是体内积热，什么时候面红是健康。

一般来说，面色红且润滑有光泽，而眼神像会放电般明亮，唇舌红润而饱满，这才是健康。在中医五行学说中，人体的五脏虽然在身体深处，但可以通过其对应的五官来观察其健康状况。肝对应目，心对应舌，脾对应口，肺对应鼻，肾对应耳。观察孩子是否健康，我们得通过整体观察。

脾主运化，为气血生化之源，脾在五官对应口唇。故脾的运化功能的强健与否，可以反映在口唇。例如，脾运强健，口唇的色泽红润；脾运虚弱，口唇就会萎黄不泽。再加上日常生活中孩子身体给你的一些其他信息，才能整体判断健康状态。

如果孩子面色红，同时出现睡觉比较烦躁，口舌长疮，或者是盗汗，手足心发热或者是总是喜欢喝冷水等症状，那么面红便是体内有热的表现。

热滞质的孩子，主要是由孩子的生理特性、先天禀赋、饮食起居所致。孩子的生理特性与成人不同，是"三不足两有余"，即小儿的五脏三不足两有余。所谓"三不足"就是中医说的脾肺肾不足，"两有余"指的是心肝有余。

"心有余"中，心经病变，有心火偏旺，睡觉比较烦躁，口舌长疮，或者舌质红等，是心火有余的实证；"肝有余"中，肝经病变，有的孩子脾气比较大，容易烦躁等。很多父母感觉孩子容易面红，可能就是由这些生理特点所致。热滞质便是孩子的生理特征，加上饮食不节制而导致的郁滞日久化热，从而形成这样一种小儿体质。

简而言之，由于先天禀赋不足、地理环境，比如南方湿热的气候，容易困住孩子的脾。脾胃亏虚或饮食不知自节，恣食、偏食，宿食不消，气滞，久蕴化热；或者痰、气郁等日久化热而成。热滞质的表现主要有：平日喜欢吃肥腻、辛辣、煎炒等食物，尤其喜欢吃大热食品，如羊肉、狗肉等。症状有唇红、面色偏红，或有低热、烦躁多啼、夜卧不安的现象，或睡中头汗出、不耐热、口臭、易口渴、喜冷饮、大便干燥、小便黄、舌质红、苔黄厚或腻等表现。

我有一个广东的远房亲戚，他家小姑娘就是热滞型体质。小姑娘特别喜欢吃辣椒，桌上从来不能少辣椒，简直是无辣不欢。他常给孩子喝凉茶，孩子自己也比较爱喝水，但是孩子还是容易上火，总是好几天才大便一次，大便气味也比较臭。小姑娘自己说手热，但是他去握了也没有感觉热。小姑娘看起来倒是气色不错，唇色比较红，舌头也红，小脸也红扑扑的。

我跟他说，这孩子是热滞型体质，但不是单纯的热滞型，而是夹杂湿气，且热重于湿的体质。便秘、唇舌红、易口渴等说明体内积热；自觉热，但外界感受又不热，便是中医说的"身热不扬"，是湿热的表现；孩子喜欢吃辣，与所居住的湿气较重的环境有关，"湿困脾"，所以脾需要"火"来把湿气燃烧掉，因此孩子爱吃辛辣的食物。

对于这种体质的孩子，该怎么办呢？我告诉他，首先，孩子体内有"火"，不能随意清火，当然，也不能这样毫无节制地嗜辣，因为吃太多辛辣食物，脾胃运化功能不好，就会有"火"积在脾中。所以，把偏辣的食物量减下来，可在其他菜里多放点姜、葱、蒜、胡椒、花椒这类热性的辅料来祛湿。其次，早餐喝点红豆薏米粥，薏米、红豆祛湿效果较佳，再多吃含有纤维素的水果，促进排便，当你减少吃"热性"食物后，体内的热，自然也就消散得无影无踪了。

体内的"热"去掉了，那么还剩下"滞"。停滞多因气不足，无法推动食物前行，所以，我们得补气，补气的同时也可增加点"东风"。可用山药、枸杞子、大枣等熬汤喝，而东风指的就是推拿中的推腹法，也可做一些小儿捏脊的手法。

上面是祛除体内热滞的来源，接下来，我们就从生活起居来减少"湿"。广东天气较热，生活在那里的人有睡地上的习惯，"湿趋下"，所以很多人体的湿气都是从地而来，因此一定要睡与地面有一定距离的床上；还有就是减少下雨天外出，不要穿未干的衣服等，这里就不详细介绍了。

另外，运动是我们生活中必不可少的预防疾病的方式。一定要常带小孩进行户外运动，让孩子运动出汗，出汗也是一种排热、排湿的方法。

湿滞质：小儿宜胖，但不能虚

前段时间，我有幸被邀请参加一档健康节目，为各位家长解惑，谈论的主题是关于胖宝宝的中医见解。现代社会，成人对胖的理解有一定的偏颇，对瘦的要求也是越来越严苛，营养学上的理想体重，在大家眼里，已经成为胖的标志，而胖也早已被大多数人视为"眼中钉、肉中刺"，成为疾病易发生的最常见诱因，所以现在的家长对胖孩子也感觉挺头疼。

其中有位家长说，自己的孩子6岁，体重就已经有45千克，从小到大都比较胖，曾经也给孩子控制饮食、锻炼身体，每天少吃一些，孩子倒是瘦了一点儿，但是整个人气色都不好了，脸色灰暗，总是无精打采，一副病恹恹的样子。而且，只要不锻炼，孩子就算控制饮食也没用，体重马上就回升，真是"喝水都会胖"。孩子受罪，做家长的特别难受，看着就心疼，可是也不知道怎么办。

这种情况应该并不罕见，我也常听很多胖姑娘抱怨，说自己是喝水都会胖的人，怎么减肥！不管是小孩还是大人都一样，在中医的词典里，这种人，多属于湿滞体质。

　　现在，我从中医的角度为家长详细分析一下湿滞体质。所谓湿滞，是指体内有多余的、无法代谢掉的水液，在体内瘀积滞留。那么，体内的湿气又是如何形成的呢？

　　湿主要有内湿与外湿之分，内湿多与脾脏有关。脾的生理特性便是运化水液，脾喜燥而恶湿，如果脾罢工了，那么水液也就停滞不动。我们聪明的老祖宗早就发现这样的现象，于是便有《黄帝内经·素问》中所说的："诸湿肿满，皆属于脾"。

　　而外湿主要是长期在多雨或潮湿的环境下生活，环境中有水分，通过肺的呼吸，使水液运行全身而使食物中有水分在胃肠中存留。

　　简单来说就是，这种体质的孩子不一定是真正的胖，而是由脾气亏虚，湿浊阻滞，以脾虚湿滞为主导致的虚胖。

　　那么，很多家长就会问，孩子虚胖和湿滞体质有什么关系？这是因为脾与胃互为表里，脾对肠胃的消化功能影响最大。脾虚，吃饭就会腹胀，喝水也停在胃里不动，大便也无力下行，堆积在胃里。从而导致身上的赘肉像救生圈一样，一圈圈地生长，两腿沉重不愿迈步，大白天也总想睡觉。

　　人体内需要一定量的水分，正常的水分是滋养身体的，而多余的水分就转化成为湿浊。湿浊如果不能及时排出，就会形成水肿、痰湿，流注于肌肉、脏腑，增加体重，扩大体型，可不是就越来越胖？这就是为什么有些人喝水都会胖的根本原因。

　　接下来我们总体概括一下湿滞体质的表现特点，主要有：形体臃肿、神疲乏力、面色萎黄、不爱活动、身体困重、平日爱吃肥甘厚腻的食物、进食湿气重的食物后感觉明显不适，腹胀不舒、大便溏薄或泄泻、小便浑浊量少或正常、舌质淡胖、舌边有齿痕、苔白腻。

　　这种体质的孩子该怎么调养呢？古人言："肥人多痰，乃气虚也。虚则气不能运行，故痰生之。则治痰焉可仅治痰哉，必须补其气，而后带消其痰为得耳。然而气之补法，又不可纯补脾胃之土，而当兼补其命门之火。"所以，我们可以从补脾胃、补肾与祛湿这三方面入手。

最安全有效的方法还是食补，每日空腹时可以多吃些小枣、木瓜。小枣既补血健脾，又益气通便，大枣补血力强，小枣活血力强。平时还可以多吃些有助水分排出的食物，如薏米、红豆。对于这种体质的孩子，最好的食物是山药薏米芡实粥、大枣枸杞子小米粥等。如果胃热，可以做绿豆薏米粥。也可以喝米汤，这些都是较好的健脾胃、祛湿的食物。

除了饮食还要运动，而且孩子越懒越要运动。体内湿气重的人，大多数都是饮食油腻、缺乏运动的人。越是不爱运动，体内的湿气就会越积越多，久而久之，就会导致湿气困脾，引发虚胖等一系列的症状体征。而运动可以促进排汗，加速湿气排出体外。跑步、健走、游泳、瑜伽等运动，都有助活化气血循环，增强水分代谢，可以让孩子多尝试。

此外，家长还可以常给孩子按揉脾胃经的穴位，如足三里、三阴交、丰隆、阴陵泉、地机等可以减少身体水分制造及排水的穴位。还可以采用耳穴压丸等保健手法，后面的章节会讲到。

如果孩子脾胃虚弱的现象比较严重，身体就会容易浮肿，可以选择参苓白术散，渗湿健脾。如果吃一点东西马上就饱胀难消，也可以吃健脾丸，以健脾促消化。如果是夜尿较多的孩子，可以加金匮肾气丸，以补其肾。当然，如果用药建议大家遵医嘱。

心火偏旺质：急躁多动和活泼是两码事

心火偏旺这种体质的孩子，还是比较常见的，这主要是由小儿"心常有余"的生理特质决定的，心火亢盛则导致一系列综合症状，呈现出心火偏旺的体质。

一般来说，主要表现有：平时喜欢吃辛辣煎炒食物，容易出现口渴、心烦、失眠、便秘、尿黄、面红、心神不宁、多动不安、易兴奋、易发脾气、注意力不集中、入睡难、睡觉易惊醒、夜间啼哭、踢被子、掀衣服、平日里嘴唇偏红、舌质红、苔黄等症状。

很多家长一看到这里就会担心了："我家小孩平时挺活泼的，会不会是心火偏旺的体质？"大家先别担心，活泼与心火偏旺的躁动是不一样的。活泼是性格使然，是一切的自然反应，是高兴的，让人感觉舒服的；而心火偏旺是躁动，它有烦躁而坐立不安的表现，孩子容易兴奋，但是注意力不集中，易发脾气。任何事都会"过犹不及"，这其实是对孩子身心的一种透支，时间一长，火旺烧灼体内的津液，津液不能化气血，导致气血不足，相对也会出现一些气血津液亏虚的表象。

在中医基础理论中，心占据着主导地位，有"君主之官""五脏六腑之大主"的称号。只听这些称号，就知道心的地位是非常高的，它主宰着人体脏腑组织的一切生理活动。

《黄帝内经·灵枢》中说："心者，五脏六腑之主也……故悲哀愁忧则心动，心动则五脏六腑皆摇。"《黄帝内经·素问》中也说："（心）主明则下安，以此养生则寿……主不明则十二官危，使道闭塞而不通，形乃大伤。"这些金玉良言都是在告诉我们，养生需从养心开始，如果心神不宁，心热扰之，孩子的身体怎么能健康强壮呢？

所以，心火偏旺型的孩子，一定要注意养心。养心都是从一些细节中体现的，可能无意中你就是这样做的，只是自己不知道罢了。现在我们就来一起了解一下养心的方式、方法。

我们的首要任务，是让孩子这颗骚动的心安静稳定下来，只有这样，体内各脏腑才能拥有一个冷静的君主，这样更利于人体的调节。如果作为君主的心是躁动不安的，那么这些脏腑也会是混乱不堪的，无主无次。试想一下，一个无统治者的天下，将会是怎么样的。那种情况下，人体内肯定会是一个混乱的状态。

可是，怎样才能让心稳定下来？养心，首先我们得悦心。《黄帝内经》说："美其食，任其服，乐其俗。"我们只要能让孩子"身心保持愉快"，以"让精神感到满足"，便是对孩子养心的最好方式。如果你能按此来陶冶孩子的情操，每天让孩子心情愉悦，又怎会多生忧愁和疾病？

那些有爱的、平和的、喜悦的事物，都能带给我们力量。也就相当于《黄帝内经》中说的"恬淡虚无，真气从之，精神内守，病安从来"，也是我们所追求的境界，所需要的力量。

所以，家长需要给心火偏旺质的孩子多吃一些能让人心性平和的悦性食物，主要是各种素食，它是大自然最好的恩赐。悦性食物主要有水果、蔬菜、豆类等食物。比如，可以给孩子喝冰糖莲子汤，《本草纲目》记载莲子"清心去热"，除烦热、清心火、养心安神，尤其适合心火内炽所致的烦躁不眠。还可以加上百合、银耳、玉竹一起，有清心养阴的作用。常喝绿豆粥也不错，有清心泻火的作用。

除饮食养心之外，还要适当运动。早上可以进行晨跑，让孩子与大自然充分地接触，早上运动是保证一天好心情的主要秘诀；上午是一天精力最充沛的时候，对于还没上学的孩子来说，可以培养各种爱好，比如音乐、跳舞、画画、练字等；午睡是小孩必需的，所以，家长千万不要剥夺孩子的午睡时间，午休是白天最好的养心方式；下午是较为慵懒的时刻，可以让孩子做任何自己喜欢的事，这样，下午也能保持最好的心情。情志安和，欢喜适度，才能身心健康。

经过调养后，孩子的心火降下来了，气血足了，心就定下来了。这个时候，等于孩子的身体处在一种愉悦平和的状态，孩子的躁动状态也会消失不见，身体也就更健康了。

异禀质：先天不足得后天缓调慢补

一般家长听到异禀体质，就会想到像武侠小说里那样，男女主角都是有着天赋异禀的体质，然后习得一身好武艺。可是想象是美好的，现实却是残酷的。在中医里，异禀质的定义是这样的：由先天禀赋不足和禀赋特异性遗传等因素造成的一种体质。这种体质主要有以下几种：

过敏体质，因过敏情况不同，而有不同表现。比如有过敏性鼻炎、过敏性哮喘、过敏性紫癜、湿疹、荨麻疹等，过敏体质是异禀质中最常见的，也是几种异禀质中最容易调补的。

遗传病体质，这是指有家族遗传病史或者是先天性疾病的体质者，这一类人群往往是有单基因病、多基因病、染色体异常等，大多很难治愈，如血友病、先天愚型等，这类的孩子很难调补，万幸的是比较少。

胎传体质，也是后天最难调理的，主要是因为母体在孕期吃了伤害胎儿的东西，或者是接触了有毒物质等，都可能影响胎儿个体生长发育，造成孩子在胎儿时期的相关疾病特征。

异禀质体质的孩子，不仅家长比较累，孩子也是非常难受。当自家孩子看着别人吃东西津津有味的时候，他是想吃却不能吃，就连是什么味道都不知道。想想鸟语花香的季节，别的小孩是面朝大海，春暖花开，而自家孩子却是如临大敌，喷嚏不绝。生活中少了很多美食，也少了鸟语花香的季节，是否就少了很多乐趣？

任何家长都希望自家的小孩能与其他小孩一样，健康地成长，为了孩子有个没有缺憾的童年，很多家长也咨询过专家。西医的治疗，主要是远离过敏原与抗过敏治疗。在这里，我想从中医的角度，为家长提供一些建议，希望我的建议能够帮助到那些需要的孩子和家长。

我主要介绍常见的过敏性异禀质的后天调理。首先，孩子的这种体质，是非常难改变的，需要家长和孩子耐心地慢慢调理，切不可急于求成。要知道，这个调理时间可能需要几年，也可能需要几十年甚至是一辈子。其次，调理的最佳时机，就是小孩生长发育这个时期，所以我们还是要把握好最佳时机。

当然，在此之前，我们先要确定孩子是不是这种体质。我们可以追本溯源，观察家人是否有过敏体质，如果家长是过敏体质，那就要特别注意孩子，随时观察其动向，可以对其进行家长式的过敏源测试（家长过敏的各种物质），注意测试时，一定要用微量对孩子进行刺激，观察孩子的反应。

此外，过敏的孩子，有些会对食物、药物、花粉等过敏，造成一些类似上呼吸道感染的症状体征，比如鼻塞、喷嚏连连、流鼻涕、易咳嗽、严重者还会出现哮喘；有的人是因为接触一些易致过敏的东西，出现皮肤上的相应反应，比如出现一些瘀点、瘀斑、湿疹等。

我有一位过敏体质的小患者，他在1岁多的时候，就发现对花粉过敏，总是鼻塞、喷嚏、流鼻涕，检查后确诊是过敏性鼻炎，母亲也有一样的过敏史。家长通过朋友介绍，来到我这里看病，希望我能帮助孩子进行中医调理。

"正气存内，邪不可干""血行风自灭"。针对异禀质，中医主要是通过益气固表、养血消风来增强孩子的抵抗能力，从而抗击"外邪"（过敏原和不良环境）的入侵。

由于抗过敏是一个长期过程，"是药三分毒"，所以我主张尽量减少用药，尽量用饮食调养。比如，家长应该经常给孩子适量食用粳米粥、燕麦粥，也可以用玉屏风散的药汁加粳米熬粥。糯米、燕麦、燕窝、大枣等食物，均有益气固表、养血的效果，可以多给孩子吃一些。特别是大枣，最好能够长期坚持每天吃5~10枚，可以煮水也可以直接吃。因为大枣是一种效果良好的抗过敏物质，可以有效阻止过敏反应的发生。但是它滋腻易留湿，所以消化功能不好的孩子，少吃一些。

同时，还要尽量减少一些易过敏食物，我们可以慢慢地、少量地、一种一种地给孩子添加可能导致他过敏的食物，比如先给孩子吃最少量的荞麦，等到孩子耐受后，再加量，最后到孩子完全接受适应了它后，再添加其他食物，慢慢地、一步步地去改变。但是家长也要注意，在这个过程中，如果出现过敏反应就应该立即停止，严重的话需立刻就医，所以，最好在医生的指导下进行量的把控。

对异禀质孩子来说，还应该注意环境问题，并且随时注意。最好避免让孩子接触尘螨、花粉、棉絮、油漆、冷空气等，经常保持家里整洁干净，这样才能有效远离过敏原。

最后便是锻炼身体，这才是增强体质的最好方法。适量的运动既可以培养乐观情绪，做到精神愉悦，又可以增强孩子的抵抗能力。

只要我们能够坚持一直调理，孩子的体质一定会慢慢改变的。我刚才提到的那个小患者，已经坚持两年多了，体质有了很大的改善，很多之前不能碰的食物，慢慢都可以吃了。看到这种情况，我心里是特别欣慰的。

　　然而，让我感到特别遗憾的是，很多家长和孩子都坚持不下来，也就是出现过敏症状那几天能坚持吃药，症状好了以后，什么事都抛到脑后了。对于这种情况，医生也是很无奈的，像这种体质的孩子，就是需要在孩童时期长期坚持调养，努力改变其体质，使孩子越来越趋向于平和质。可是，你想要什么样的结果，你就得付出相应的时间与精力，任何事都是这样，希望有灵丹妙药、一劳永逸是不太可能的。所以对于异禀质的孩子，需要家长、孩子和医生一起坚持与努力，才能达到最好的效果。

第二章
饮食调理——孩子长得好、生病少

自认为孩子"吃得很好"的家长恐怕不在少数，至少在我遇到的患者家长中为数不少。可是，再一仔细问，他们所谓的"吃得好"，应该改成"吃得贵"，并不是营养好，也不是吃得健康。如果真的吃得好，孩子就能够长得好而且生病少。

正所谓"药补不如食补""是药三分毒"，如果通过饮食调理就能够让孩子少生病，这应该是父母们最愿意看到的吧。所以我把饮食调理放在最前面的位置，重点给大家讲讲。

孩子免疫力差、爱生病，饮食调养是关键

要说起现在的生活水平，在我们小时候简直不敢想象。可是要说现在的孩子比我们健康多少吧，那倒没有明显感觉。儿童医院里每到流感季节还是人满为患，一感冒就发热十多天甚至转为肺炎的孩子，比比皆是。

当然，我不能因此就得出结论说现在的孩子免疫力差，但至少我敢说，虽然很多家长自以为给孩子最好的呵护了，但孩子的免疫力并没有大家想象中那么好。免疫力差最典型的表现就是爱感冒，而且反复发作，痊愈时间也比较长。

除了容易感冒以外，如果孩子肠胃娇气爱生病、特别容易让传染病找上门、身上的伤口很容易感染，那也说明免疫力不高。另外，如果本该活蹦乱跳、精力旺盛的孩子蔫蔫的、容易感到疲劳，可是又没有器质性病变，那也是免疫力比较低的表现。

有的家长可能会觉得，小孩子嘛，本身免疫力就低，爱生病也是正常的，长大了就好了。这话前半句是对的，我们的免疫力有一部分是一生下来就有的，还有一部分是需要经过后天不断完善才能拥有

的。6个月～3岁的孩子，由于来自母体的免疫力降低，自身的免疫系统跟身体其他系统一样，还没能真正完全发挥作用，所以这一时期孩子的免疫力确实比较低，很容易生病。

但是，如果其他孩子感冒需要一周能恢复，而你的孩子需要两周；身上不小心被划伤的伤口，别的小朋友几天就好了，你的孩子却伤口红肿甚至流脓，要很长时间才能痊愈。这些表现都说明孩子的免疫力是比较差的，需要格外注意。

其实不管孩子的免疫力是不是相对较差，对于免疫系统尚在发育的孩子来说，增强他们的免疫力，对孩子一生的健康都极为重要。很多家长也知道这一点，所以会想尽各种办法给孩子提高免疫力，他们最常用的方法就是买各种保健品。

我日常工作中接触最多的是患者家长，孩子生病，他们自然着急。很多人都问过我，应不应该给自己的孩子买牛初乳之类的保健品来提高免疫力。我的回答一向是，免疫力的提高不是一朝一夕之事，最重要的是加强锻炼，从饮食调养入手。

对于1岁之前的孩子来说，母乳当然是最好的食物，不仅仅因为营养丰富，还因为母乳里面有来自母体的免疫物质，给孩子提供免疫力，这是任何食物都无法替代的。

1岁之后的孩子，渐渐开始成人化饮食，这时候需要把握两个原则：一个是要营养均衡，另一个是要避免吃降低免疫力的食物。

营养均衡不必多说，它要求我们均衡并且多元地摄取营养素，不管是碳水化合物还是油脂、蛋白质，或者维生素、矿物质和水，一样都不能缺。只有均衡、优质的营养，才能让孩子的免疫器官健康发育，让孩子拥有强大的免疫力。

这里我想要格外强调的是水。人体最重要的组成部分是什么？不是骨骼，也不是肌肉，而是水。孩子的皮肤水嫩水嫩的，他们需要更多水分。所以，一定不要让孩子缺水，只有体内水分丰沛，孩子才能有旺盛的新陈代谢和较高的免疫力。

那么，哪些食物能够降低免疫力呢？主要是以碳酸饮料、油炸食品、颜色鲜艳的糖果等为代表的垃圾食品。这些食物吃了之后，不但没有什么营养，而且由于高油、高糖，还会导致一部分营养流失，并且会影响到免疫细胞的功能，对身体的免疫功能一点好处都没有。由于大多数孩子都特别爱吃这些食物，所以我们要尽量控制，不能让孩子由着性子吃。

基本上，只要大家能够做到让孩子少吃垃圾食品，并且给他们提供全面均衡的营养，再适当多吃一些豆制品、西蓝花、卷心菜、萝卜、大蒜、菠菜、西红柿、山药等有助于增强免疫力的食物，一般来说孩子的身体都会越来越强壮，免疫力也会越来越高。

怎样吃才能让孩子免疫力更高

之前我们讲过，想要让孩子免疫力更高、身体更强壮，一方面要营养均衡，另一方面要少吃垃圾食品。那么，孩子具体该怎样吃才能达到这一效果呢？当然是"吃得好"。可是，吃得好并不意味着你要给他大鱼大肉等高营养、高蛋白的食物。

这里的"吃得好"，是说孩子要均衡地获取各种养分。

首先要多喝水，这个是基础。中医认为津液亏损会带来很多病变，只有保持体内湿润的环境，才能让各个器官正常工作。但喝水肯定也不是越多越好，否则会加重肾脏负担。孩子具体应该喝多少水，这跟他们的年龄、食物含水量、体温、活动量、室温等都有关系。

一般来说，6个月～1岁的孩子，每天液体补充量是120～160毫升。1～3岁的孩子，每天的液体补充在100～140毫升。当然因为每个孩子具体情况不同，我们需要根据具体情况，每天给孩子少量多次补充液体。液体包含奶、水、食物中的水分等。

其次是添加五谷类食物。孩子最先添加的辅食应该是米粉、麦粉。孩子断奶之后的主食也是谷物类食品。谷物尤其是全谷物食品中的多糖和维生素等抗氧化剂，能够增强免疫细胞的功能。值得一提的是，尽管粗粮口感不好也不容易消化，但我们可以把糙米、薏米做得尽量软烂给孩子吃，有利于孩子补充各种微量元素，对健康大有裨益。

然后是蛋白质，尤其是优质蛋白质。鸡鸭鱼肉等瘦肉类食物、奶制品、豆制品，都是常见的高蛋白食物，它们都有增强呼吸道和内脏器官抗感染能力的作用，也是孩子健康发育必需的食物。向大家推荐的是深水鱼，比如三文鱼、大马哈鱼、金枪鱼等，鲜美又营养。

接下来是丰富的蔬果。每天要给孩子吃至少5种类别不同的蔬果，尤其是黄、绿色蔬菜。蔬果里面大都含有丰富的纤维素，不仅可以预防便秘，给肠道提供一个通畅良好的吸收环境，还可以帮助益生菌生长，有利于营养物质的消化吸收。值得推荐的蔬果包括胡萝卜、菠菜、卷心菜、西蓝花、大蒜、西红柿、苹果、蓝莓等，但这并不意味着你需要每天只给孩子吃这些蔬果，还是要保证饮食多样化的原则。

除了黄、绿色蔬菜，孩子还应该多吃菌类食物。香菇、平菇等真菌类食物能够预防及改善心血管系统疾病，还能增强免疫力，预防及对抗癌症。只是很多孩子可能不喜欢菌类食物的味道，我们可以把它剁碎做成丸子或者饺子，这样孩子会更容易接受。

脂肪也是孩子成长必不可少的营养元素，但是不推荐大家吃动物油，我们要尽量用植物油给孩子做菜。坚果含有大量的脂肪、蛋白质、维生素和矿物质，对提高免疫力很有好处。比如核桃、黑芝麻、松子等坚果，都是不错的选择。需要注意的是，有些孩子可能对坚果过敏，而且小宝宝的咀嚼功能不够发达，给孩子吃的时候要当心，最好碾碎了再吃。

如果你的孩子已经进入学龄，那么平时也不妨给孩子多吃一些大枣、桂圆、木耳等食物。中医认为这些食物味甘性平，都是强身壮体的天然滋补佳品。只要我们给孩子吃的适量，对提高身体机能都有好处。

另外，如果你认为孩子身体比较弱，平日也可以给他煮一些药膳。比如，脾虚的孩子可以煮点儿山药粥，体虚的孩子可以喝点儿胡萝卜粥，总感冒的孩子可以喝点儿核桃粥，对养护身体都大有裨益。

这些食物，让孩子记忆力更好、更聪明

如果说健康是第一位的，那么在保证孩子身体健康之后，每一位家长都想要孩子更加聪明。

家长们都希望自己能有健康聪明的宝宝，但同时，很多人也觉得智商是天生的，后天再努力也没有用。确实，不管我们多么科学地搭配饮食，也不是所有孩子都能拥有爱因斯坦、霍金那样的天才大脑。但是，如果我们能够给大脑提供足够的养分，就能让孩子尽可能地开发智力。也就是说，想要让孩子记忆力好、更聪明，并不是不可能。

中医认为，脑为髓海，而肾主藏精生髓。所以古代的健脑方药，一般都是以补肝肾、益精血、活血脉、益元气为主的。但是我并不主张大家专门给孩子吃健脑的方剂或者保健品，药补不如食补，从日常食物入手，多吃一些具有健脑功效的食物，才是比较可取的。

最负盛名的健脑食物，就是核桃了。核桃果仁那曲曲折折的褶皱和形状，是不是和大脑很像呢？根据中医"以形补形"的观点，核桃是具有健脑益智作用的，李时珍说核桃能"补肾通脑，有益智慧"。

而现代营养学的观点认为，核桃仁营养丰富，里面所含的脂肪，

主要成分是亚油酸甘油酯，这种油脂可以满足大脑基质的营养需要。而且核桃仁里面的微量元素锌和锰，都是脑垂体的重要成分。所以多吃核桃可以健脑益智。

其实，核桃只是坚果的一个典型代表。其他坚果，比如葵花子、松子、杏仁，包括芝麻等，都有助于孩子大脑思维敏捷、记忆力增强。大家如果觉得只吃坚果太单调，也可以变换方式烹饪，比如做成鲜奶核桃粥、核桃腰果露、果仁紫米粥等，给孩子吃都不错。

与核桃齐名的健脑食物，就要数鱼肉了。"吃鱼肉能让孩子更聪明"这样的说法，很多家长应该听说过。从营养学角度来说，这句话是有道理的。鱼类不仅含有各类人体必需的多种营养元素，更含有ω-3脂肪酸，这种物质对大脑和视网膜的发育有非常重要的作用，能让孩子更加聪明。

除了核桃等坚果和鱼以外，还有很多蔬果，都是健脑佳品，比如黄花菜对胎儿发育非常有益；南瓜性味甘平，有清心醒脑的功效；香蕉被誉为"智慧之果"，含有丰富的磷元素，有利于心脑血管的发育；葡萄所含的葡萄糖能让我们的大脑神经兴奋，缓解精神疲劳，对学生缓解精神疲劳有好处；日常生活中，我们不妨给孩子适当多吃这些健脑的食物。

一般来说，0~3岁是宝宝大脑高速发展的黄金时期，这种高速发展会一直持续到孩子六七岁的时候。但这并不是说7岁之后孩子的大脑就停止发育了，只是发育的速度会变得缓慢，大脑发育一直到20岁左右的时候才会停止。所以在孩子20岁之前，我们都有机会让他的大脑功能更为发达。

把握时机，帮助孩子强壮筋骨长个子

孩子的身高，始终都是父母较关心的话题之一。虽然我不认为身高是多么重要的问题，但不可否认，孩子的筋骨强壮还是很有必要的。而筋骨强壮了，孩子就能长到生长潜力允许的高度，身体也就更加结实。

孩子刚出生我们就要注重对他筋骨肌肉的锻炼和养护，这对于孩子后天的身体素质会有很大的影响，尤其是身高。我们的身高，除了遗传因素之外，主要是由刚出生及婴幼儿时期骨骼的发育状况来决定的，如果这段时期骨骼肌肉发育良好，孩子的身高当然也会更加理想。

中医认为，"肾是先天之本""肾主骨"。也就是说，我们的生长发育是肾这个先天之本决定的。与此同时，"肝主筋"。所以，中医强壮筋骨的方剂，大都是以补益肝肾为主的。比如黑米、黑芝麻、木耳、豆类等，都是补肝肾的食物，可以给孩子多吃一些。

在营养学里，想要让孩子长得高、发育好，营养当然是关键，基本原则仍然是注意膳食平衡，摄入合理的养分。除此之外，想让孩子

长得高又壮，还要注意摄入一些不可缺少的营养素，包括蛋白质、维生素A、维生素C、维生素D、钙、镁及锌。对我们家长来说，就是要给孩子提供充足的含有这些营养素的食物。

首先是蛋白质。富含蛋白质的食物包括鱼、虾、瘦肉、禽蛋、花生、豆制品等。牛奶、鸡蛋都是不错的选择。尤其是牛奶，它不仅含钙高，而且钙、磷比例非常适当。除了动物蛋白之外，我们还要注意补充植物蛋白，主要是豆类。比如新鲜豌豆，铜、铬等微量元素含量尤其丰富，能帮助骨骼和大脑发育，对于孩子的生长发育是非常有益的。

其次是钙、磷等矿物质。长身体需要补钙，大家应该都比较了解，但实际上，很多人缺钙并不是真的缺钙。钙和磷的关系非常密切，缺磷和摄入过量的磷，都会影响钙的吸收，而缺钙也会影响磷的吸收。基本上，钙、磷比例失衡，才是导致目前人们缺钙的元凶。所以，除了钙以外，我们还得关注磷。富含钙、磷等矿物质的食物，包括牛奶、虾皮、豆制品、排骨、海带、紫菜等，孩子的食谱中可不能少了它们。

除了磷之外，维生素D也会影响钙的吸收。除了要多晒太阳之外，深绿色蔬菜和乳制品中都含有丰富的维生素D。补充维生素D，可以促进钙的吸收，增强骨质密度，对孩子强壮筋骨也是有好处的。

微量元素硫也是非常重要的。骨骼、软骨和结缔组织的修补与重建，都离不开硫。而且，补充硫也有助于钙质的吸收。所以，我们要常给孩子吃大蒜、洋葱、鸡蛋和芦笋，它们含有丰富的硫。

此外，富含赖氨酸、精氨酸和牛磺酸的食物也能帮助孩子强壮筋骨。这些人体必需的氨基酸，能够帮助身体组织吸收钙，而且可以促进骨骼活力。牛奶、花生、牡蛎、海带、菠菜、西红柿、芹菜、胡萝卜、柑橘、小米、荞麦等，都是不错的选择。

另外，老祖宗也流传下来了很多方便实用的小偏方，这些草药和食材就在我们身边，大家不妨试试看。比如，蒲公英根、大麦草、荨麻和玫瑰果等，都有壮骨的功效。像蒲公英，可以生吃、炒食、炝拌、做汤，还可以泡水喝，都可以使骨骼更强壮、更健康。

除了要多吃上述食物之外，还有一些应该少吃的食物。比如碳酸饮料，它们含有大量的磷，而摄入过多的磷会导致骨骼中钙与镁等营养素的流失，影响骨骼的健康生长。长期大量喝咖啡，也容易造成骨质流失，所以孩子也不适合多喝咖啡。

看完适合和不适合吃的食物，我们来讲讲时机。一般来说，女孩子在月经初潮前后（一般是12～14岁），男孩子在变声期前后（一般是14～18岁），是他们生长旺盛的时期。如果能把握这个关键时机，给孩子好好调理身体，不仅能够帮他们强壮筋骨，还能改善体质，会有事半功倍的效果。而在这段时间内，冬天又是调理的最佳时期。因为在四个季节中，冬天是收藏的。中医认为，冬天的时候，人的精气神都收藏了起来，等到春天的时候再生发。所以在冬季好好补养，就相当于在给田地施肥，到了春天的时候，小苗就可以茁壮生长了。

只要选对，零食也能吃出健康

提起零食，很多人脑海里冒出的第一个念头恐怕就是"吃零食不好"。确实，不少孩子的消化系统疾病，或多或少都跟吃零食不当有关系。给孩子看舌苔的时候，我也看到过不少龋齿。但是，如果因此就断言零食不能吃，恐怕太过武断，而且也是不现实的。

家长们应该有体会，不给孩子买，禁止他吃，基本是不管用的。我们科室的护士长，经常会带一堆零食到医院分给大家，都是没收家里孩子的。即便你不给买，家里的老人也会买，孩子总有办法吃到零食，谁让它好吃呢！

而且，孩子本身非常好动，又正在长身体，每天要消耗大量热能。所以，在正餐之外适当吃一些零食，既能更好地满足身体的需求，又能给身体提供一些正餐无法供给的营养，比如水果中的维生素、坚果中的油脂和微量元素等。再说，孩子上幼儿园之后，你也不可能整天看着他。所以，与其禁止，不如提供健康的零售。

想要改变一个坏习惯，最好的办法就是用一个好习惯替代它。想让孩子不吃零食不现实，那就用健康的零食来代替垃圾食品。只要能把零食吃对了，它也能对孩子的健康有好处。

　　我们可以在家里给孩子准备一些健康零食，定时给孩子吃，让他养成良好的吃零食习惯。而且与此同时，用健康自然又美味的零食，让孩子具备分辨并且抵制垃圾食品中人工添加物味道的能力，这会给孩子一生的健康奠定良好的基础。

　　那么，哪些零食才是健康的呢？大家可以参考《中国儿童青少年零食消费指南》的建议。正是因为看到孩子吃零食这一现象是无可避免的，所以，中国疾病预防控制中心和中国营养学会受卫健委委托，联合编制了这本指南，它把零食分为可经常食用、适当食用、限制食用三个级别。其中，可经常食用的零食，就是值得推荐的，现在我们一起来看看：

　　可经常食用的零食，基本上是低脂、低盐、低碳水食物。比如：无糖或低糖燕麦片、全麦面包、全麦饼干、白水煮蛋、煮玉米、豆浆、烤黄豆、香蕉、西红柿、黄瓜、梨、桃、苹果、柑橘、西瓜、葡萄、纯鲜牛奶、纯酸奶、瓜子、大杏仁、松子、榛子、地瓜、土豆，不加糖的鲜榨橙汁、西瓜汁、芹菜汁等，它们可以经常吃。

　　适当食用的零食，是含有中等量脂肪、盐、碳水化合物的食物。比如：火腿肠、牛肉片、鱼片、酱鸭翅、肉脯、卤蛋、松花蛋、蛋糕、月饼、怪味蚕豆、卤豆干、海苔片、苹果干、葡萄干、黑巧克力、奶酪、奶片、琥珀核桃仁、花生蘸、盐焗腰果、甘薯球、地瓜干、果汁含量超过30%的果（蔬）饮料、鲜奶冰激凌、水果冰激凌等。这些食物，每周吃1~2次是比较合适的。

　　接下来是限制食用的零食，所有高糖、高盐、高脂肪类零食，都被归入这一类。比如：炸鸡块、炸鸡翅、膨化食品、巧克力派、奶油夹心饼干、方便面、奶油蛋糕、罐头、棉花糖、奶糖、水果糖、话梅糖、蜜枣脯、炼乳、炸薯片、可乐、冰激凌等。这些零食，最好少吃或者不吃。如果孩子实在想吃，每周不要超过一次。

可能在很多人看来，后两个级别的零售才更像真正意义上的零食，这可能也是为什么很多人认为零食不好的原因。现在我们已经知道了哪些零食是可以经常吃的，接下来就可以给孩子客观地介绍垃圾食品的坏处。不建议大家欺骗孩子，我们只需要客观陈述事实就可以。孩子即便听不懂，也会知道你是在为他好。当然，这也需要家长以身作则，你总不能自己天天吃薯片却不让孩子吃吧！

除了购买现成的，心灵手巧的家长还可以考虑自己制作一些营养零食。比如，我们可以自制全麦夹心饼干，也可以用蒸熟的红薯、土豆、玉米、芋头或者山药，加入肉泥、虾蓉、碎菜等做成营养小饼。还可以自制红豆沙包、小窝头、紫米糕、枣发糕、果料发糕、什锦饭团等，有兴趣的还可以自制蛋奶布丁、水果布丁等。自制的这些小点心，含糖量会较低一些，比外面购买的更健康。

除了挑选适合吃的零食之外，给孩子吃零食也有时间上的要求。为了不让零食影响正餐，首先量要适度，不能让孩子一下子就吃饱了。其实，最好把零食安排在两餐之间吃，尽量别在餐前0.5～1小时之内吃，也不要刚刚吃完正餐就吃。而且，孩子吃零食的时间最好较为固定，比如上午10点，下午3点左右都可以。只要我们控制好时间和分量，零食非但不会影响孩子的正常用餐和消化，还可以成为正餐的补充，给身体提供更好的养分。

一日三餐，怎样搭配最科学

一日三餐，我们天天都是在吃，可是你要是说谁都知道该怎么吃，那还真未必。虽然说想怎么吃是你的自由，不过如果你想让孩子营养均衡，饮食得当，就不能全都由着自己的习惯和喜好来，我们还是需要一些科学的指导。

根据儿童营养学的说法，孩子的饮食，重点不是多么精致珍贵，而是要多样、平衡。膳食平衡这个概念太重要了，因为只有对各种食物进行合理搭配，才能满足并且适合人体对各类营养素的需求，让身体处于一个良好的状态，不会出现某些营养素缺乏或者过多的情况。

至于怎样才算膳食均衡，大家应该听过一个概念——"膳食金字塔"。它根据食物营养与健康的关系，把日常食物分成四大类，分别是："应该多吃"的面包、谷物和面条；"适量多吃"的蔬菜和水果；"适量少吃"的蛋、干果、牛奶、奶酪和肉类；"少吃或不吃"的脂肪和碳水化合物。多年以来，这个膳食金字塔一直对我们的生活影响极大。

对于"蛋白质、脂肪、碳水化合物三大营养素的比例以1：1：4比较合适"这样的建议，日常生活中可操作性也不强，绝大多数家庭都没条件对每种食物的营养成分进行精确计算。所以，这里我给大家一些具体建议，关于孩子每天该吃些什么。

首先说早餐。你认为牛奶加鸡蛋是完美的早餐吗？错！一份合理的早餐，最好能够包括下面四类食物：碳水化合物类，比如面包、馒头、粥；蛋白质类，主要来源是瘦肉、禽蛋；维生素和矿物质类，主要是新鲜蔬菜和水果；奶制品和豆制品。这四类食物中，至少要包含三类，才算是合格的早餐。而牛奶加鸡蛋只具备其中两类，是不及格的。

需要注意的是，虽然理论上我们应该多吃蔬果，但是早餐吃水果的时候，是不适合吃太多的，新鲜蔬菜倒是不妨多吃一些。学龄前儿童，早餐摄入的热量，占全天总热量的20%~25%比较合适，还要特别注意选择更容易消化的。

然后是午餐。午餐应该是一天中最重要的一顿饭，对大人、孩子都是如此。理想的午餐，要包含充分的热量和丰富的营养素，可以给孩子多吃点肉类、鸡蛋等含热量较高的食品，当然蔬菜和主食也是必不可少的，蔬菜尽量选深颜色的。午餐倒也不一定每天都要有肉，但每周至少应该吃两三次。

如果条件允许，建议主食食用双色米饭，比如大米掺小米，大米掺紫米，也可以是花色馒头，比如玉米面花卷、小米面馒头等，目的是让孩子吃一些粗粮。

最后是晚餐。晚餐不适合多吃含蛋白质和脂肪的食物，应该以比较容易消化的谷物类、蔬菜类为主。晚餐食谱中，1/2的位置应该留给水果和蔬菜，1/4是低脂低蛋白，剩下的是粗粮食品，比如糙米或全麦面食。

举个例子，这里给大家一个7岁宝宝的一日三餐食谱做参考：

早餐：馒头（面粉50克），水煮蛋（鸡蛋50克），拌青菜（新鲜蔬菜30克），牛奶250毫升。

午餐：金银饭（大米75克，小米25克），熘鱼丸子（净鱼肉50克），炒豆角（豆角150克），豆腐蛋花汤（豆腐20克，鸡蛋25克），水果（100克）。

晚餐：炸酱面（面粉85克，猪肉25克），黄瓜（75克）。

这就是一个简单丰富的一日菜谱，大家可以举一反三，给自己的孩子制定营养食谱。需要注意的是，3岁之前的孩子，他们吃饭跟成人不一样，我们不能以"一日三餐"为标准。因为孩子年龄太小，每次吃得少，所以应该少吃多餐。但营养搭配的原则不变，还是要注意多样性，同时也要容易消化吸收。

这里我想要提醒大家的是，大家常说的"晚餐要吃少"对孩子是不合适的。因为孩子的肠胃功能还没有发育完全，胃的容量也比较小。而且，孩子肝脏中储存的糖原不多，耐受饥饿的能力也比较差。晚餐和早餐相隔十多个小时，用成人的标准来对待孩子是不够恰当的。最关键的是，晚上也是孩子生长发育的关键时刻。如果营养无法满足孩子夜间生长的需要，就有可能影响孩子脑力和智力的发育。

不过，这也并不意味着晚上就要多吃。一般来说，孩子晚餐提供的热量占全天总热量的30%比较好，少吃肥肉、油炸食品等不好消化的食物。当然，具体吃多少还是要因人而异的。如果孩子已经超重或肥胖，晚餐还是应该少吃一些的。如果孩子身体比较瘦弱，晚上睡前还可以适量加餐，但不要吃太饱，可以喝杯牛奶，吃点水果即可。

有时有节，肠胃才不受伤

我国古代的养生家，一直都十分重视饮食的节制。被誉为"医书始祖"的《黄帝内经·素问》中说过："饮食自倍，肠胃乃伤"。会怎样伤呢？"饮食不节，起居不时者……则䐜满闭塞（腹部胀满堵塞），下为飧泄（腹泻），久为肠澼（痢疾）"。对孩子更是如此。

那么，到底吃多少才算是有节呢？南朝陶弘景在《养生延命录》中是这样讲的："食欲少而数，不欲顿多难消。常如饱中饥，饥中饱。"什么叫"饱中饥，饥中饱"呢？其实这就是一种适可而止、不饥不饱的状态。

我的很多脾胃虚弱的小患者，都有吃得太多的习惯。其中一位孩子的父母跟我说："我们社区医院的医生说，小宝宝得吃成'蛤蟆肚'才饱了。我们就一直这样给他吃的，怎么就脾虚了呢？"

我问他们，那是孩子多大时候的事情，回答说是两三个月。我当时就特别无奈，孩子在哺乳期可以那样吃，但怎么能一直持续不变？现在孩子已经4岁多了，总照这个标准吃，难怪脾虚呢。孩子的脾胃天生是比较弱的，孩子自己也不懂得节制，这就得父母把关了。

虽然说孩子跟老人不一样，不需要饮食非得七分饱，而是应该补充足够的营养帮助身体生长发育，但是也要适量。父母千万不能唯恐孩子吃得太少，勉强孩子多吃。理论上"努力加餐饭"是不对的，晋代的葛洪在《抱朴子·养生论》中指出："不渴强饮则胃胀""不饥强食则脾劳"，勉强孩子吃东西，就会伤及脾胃。

而且，孩子一次吃太多东西，胃的负担会加重。虽说暂时可能看不出来，但是会给以后的胃病埋下病根。正确的吃法，应该是像宋代人张杲在《医说》中所说的那样："食欲少而数，不欲顿而多"，意思也就是"少吃多餐"。

尤其需要注意的是，"大饥勿饱食，大渴勿过饮"。很多孩子出去玩了半天，回家之后又饿又渴，抱起水杯咕咚咕咚地喝上一大杯，拿起吃的就狼吞虎咽，这样对脾胃都是很不好的。古人之所以主张"先饥而食，先渴而饮"，很大程度上就是为了避免这种饥不择食的做法。

所以，大家要谨记"不欲极饥而食，食不可过饱；不欲极渴而饮，饮不欲过多。"也就是，不要特别饿了才吃东西，也不能吃得太饱；不要特别口渴了才去喝水，也不能喝得太多。这样做，才能避免娇弱的脾胃受伤。

除了饮食有节制以外，为了呵护孩子的胃肠，我们还要注意饮食"有时"。

张杲在《医说》中说过这样的话，"饮食以时，饥饱得中"，意思就是吃饭要定时定量，有规律。道理很简单，孩子的脾胃本来就稚嫩，定时吃饭，胃肠的消化液分泌也就有了规律，能够更好地消化、吸收食物，这对于维持孩子胃肠的正常功能很重要。所以，除了三餐定时之外，我们给孩子加餐、吃零食，最好也是有一定的规律，这样才能帮孩子减轻肠胃负担。

当然，作为父母，我们也要起到模范作用。首先你自己就不能有一顿没一顿地吃饭，或者一到周末就睡到大中午才起来吃早午餐，这样你会给孩子错觉和暗示，会让他觉得，既然父母可以这样做，那我也可以。

同时，合格的父母，还需要具备一定的营养学知识，你要根据孩子的年龄、体重确定他所需要的食物分量，这样才是更科学的做法。并且，最好制定一份饮食时间表贴在家里，让孩子根据这个时间表来安排吃东西的时间，养成好习惯之后，他会受用一生的。

要想消化好，谨记"食前静，食中专，食后动"

我们先来说为什么要"食前静"。其实吃饭是一件相当消耗体力的事，胃肠的消化，更是需要气血的支持。如果饭前活动量太大，气血都集中在肌肉等地方，胃肠得不到充足的气血，就会影响消化。

所以，孩子在外面踢了半天球，回到家就迫不及待地饱餐一顿的做法，是对肠胃不利的。我们至少要先休息十多分钟，让身体状态平稳下来再吃东西。否则，由于运动的时候管理肌肉活动的神经中枢处于兴奋状态，这时候管理内脏器官的神经就会处于一种相对抑制状态，如果迅速切换状态，可能会导致内脏功能性紊乱。这也就是为什么要"食前静一静"。

接下来是"食中专"，也就是说吃饭要专心。孔子说，"食不言，寝不语"。吃饭的时候就应该收敛心神，专心吃东西，这样才能让营养充分吸收。否则，心神不宁，脾胃负重，必有胃病。

如果一家人餐桌上高谈阔论、其乐融融，就餐的环境倒是很融洽。可是孩子还比较年幼，一边吃东西一边说话，很可能会造成食物没有充分咀嚼就咽下去了，这会加重胃肠的负担。而且，也会让一些营养成分难以被身体吸收。时间长了，孩子就可能出现消化系统疾病。

所有我们不希望孩子做的事情，父母首先不要做，比如在饭桌上看书、看手机、看电视，都是不可取的。尤其要提醒家长的是，边吃饭边教育孩子，更是要不得。正所谓"饮食不责"，如果总是在饭桌上数落孩子，很容易导致孩子脾虚。要是你把孩子训哭了更糟糕，孩子边哭边吃东西，很容易把食物误吸入气管里，造成呛咳。

不过，别说安心吃饭了，就连如何让年幼的小宝宝坐下来吃饭，恐怕都是很多家长非常头疼的问题。小孩子天性爱动，你要是不管他，边吃边玩就太正常了。对此，我们不能放任不管，但也不可责备，建议大家循循善诱，帮孩子养成好习惯。

比如，你可以固定就餐时间，固定就餐位置。家里要准备高度合适的儿童餐椅，让他跟所有家庭成员一样坐下来吃饭。边吃边玩的习惯从一开始就要杜绝，让孩子明白，吃饭是一件需要安安静静认真完成的事情。

而且，虽说吃饭应该细嚼慢咽、不能太快，但为了让孩子专心吃饭，建议大家控制吃饭时间，最好在半小时内完成。如果孩子半小时内还没吃完，你也要狠狠心让他停下，不要无限延长吃饭时间。这是为了让他有"这顿饭"与"下顿饭"的概念，有助于养成好习惯。

然后是"食后动"。大家不要误会，我不是说孩子吃完饭就应该马上去踢皮球。而是要强调，不要吃完饭就窝在沙发上或者躺床上。

明朝内府大御医龚廷贤在他的著作《寿世保元》中说："食后便卧，令人患肺气、头风、中痞之疾，盖营卫不通，气血凝滞故尔。"虽然大家未必完全明白他在说什么，但肯定清楚，他是在说吃了就躺着是不好的。

为什么不好呢？因为吃完饭一直坐着不动，容易造成食物在胃里停滞，气血凝滞，所以有可能出现肺气、头风等种种疾病。如果饭后散散步，可以帮助胃肠蠕动，促进消化吸收。这也就是为什么古人养生强调"饭后百步走"。

不过，这个运动也是有讲究的，一定不能是剧烈运动，也不能是放下筷子就出门运动。如果是身体比较强壮的孩子，建议吃完饭十多分钟之后，可以做一些慢慢散步这样的轻微运动，一般十多分钟也就可以了。如果是体质比较差的孩子，要至少休息半小时再运动，而且动作宜缓不宜急，运动量宜少不宜多。

总而言之，要想让孩子消化好，除了饮食定时定量外，还需要让他们养成良好的进餐习惯。饭前不要有太大的活动量，吃饭的时候安安心心专心吃，吃完饭稍微活动一下帮助消化。如果孩子能坚持这样做，就会为肠胃的工作提供良好的保障，更有利于营养的消化吸收。

最健康的食物，是应时应地的

　　如今的菜市场上，一年四季的蔬菜种类几乎没有什么变化，夏天我们照样可以吃到大白菜，冬天也一样可以到吃黄瓜、西红柿。我小时候，能在冬天吃到西瓜，那是无比奢侈而幸福的事情。现在呢？再简单不过了。很多年轻人对蔬菜、水果已经没有了季节概念，反正在大超市里，我们任何时候都可以买到任何我们想吃的蔬菜、水果。所以，他们对反季节蔬果更没概念。

　　一般来说，所谓反季节蔬果，主要有下面三种来源：一类是大棚蔬菜，大棚里面温度没有较大的差别，蔬菜也就没有季节的概念；一类是从远方运来的。当然，基本上是从温暖的南方运往北方的。所以冬天你在北京可以吃到海南、云南种出来的辣椒、西红柿。还有一类是从冷库里拿出来的储藏蔬菜，比如蒜薹等。

　　这些蔬菜，的确可以在冬春季节，让北方人们餐桌上的食物种类更丰富，让人多吃两碗饭。可是，且不说大棚蔬菜的农药和激素等食品安全问题，单从营养角度来看，它们也不应该是餐桌上绝对的主角。因为对身体最好的、真正健康的食物，是应时应地的，这些食物并不符合标准。

《黄帝内经·素问》中有一句名言叫"司岁备物"，意思是说我们要遵循大自然的时节来准备食物、药物。为什么呢？因为根据岁气来采备药物，能够得到天地专精之气，疗效会比较好。如果不是司岁的药物，尽管本质相同，但是等级和层次却不一样。比如，气味有厚薄的不同，性能有静躁的不同，疗效有好坏的不同，药力有深浅的不同等。

食物也是一样的道理，与节气相顺应的食物，顺应自然万物生长的规律，所以能够得天地之精气，气味淳厚，营养价值高。在中医看来，食物是由气味组成的，而它的气味只有在当令时，也就是生长过程符合节气和它自身的生命规律的时候，才能得天地之精华，味道才会好。

孔子也说："不时，不食。"就是说，不符合节气的食物，不要吃。吃东西的时候，我们要符合时令节气规律。不仅蔬菜、水果是这样，肉类也一样。古人说"冬鲫夏鲤，秋鲈霜蟹"，那是有道理的。比如为什么是"冬鲫"呢？因为夏天水温高，鲫鱼活动量大，当然就身体健壮、肌肉发达，可是要瘦一些。而到了冬天，它要猛吃食，囤膘过冬，自然肉肥。

除了应时之外，我们还要"应地"。正所谓"一方水土养一方人"，我们生活所在地的气候和环境，造就了我们的体质，所以当地的食物，往往是最适合当地人饮用。

我小时候，物资比较贫乏，但由于父母都是医生，家里的条件算是不错的，但是我母亲从来不给我吃反季节的食物。她和父亲一直教导我，我们生活在世间，与天地日月是相应的，人的脏腑气血的运行，与自然界的气候变化密切相关，也就是所谓"天人相应"。为此，我们需要天人合一，也就是顺应人体自身在四季不同节气的饮食需求，做到内在机体与外在环境和谐一致，这才是最能颐养生命的。这个道理，我一直都在贯彻遵循，希望你也能试试看。

按部就班添加辅食，帮孩子平稳度过断奶期

添加辅食这个问题之所以重要，是因为临床上很多孩子的消化系统疾病，都与辅食添加不当有关系。其实只要广大家长掌握相关知识，孩子完全可以少受很多罪，也可以成长得更健康。

一般来说，现在的妈妈都不会突然给孩子断奶了。突然给孩子断奶这种做法除了会让孩子的肠胃极度不适应，还会给孩子的心理带来巨大的失落感，是非常不可取的。大部分有常识的妈妈都懂得，逐渐断奶比较好。现在我们较为认同的观点是，孩子最好在8～10个月开始尝试断奶，在10～12个月的时候完全断奶。在孩子的断奶期，辅食的添加是非常重要的。

婴儿最理想的食物是母乳，孩子对母乳的接受是无条件的、自然而然的。从吃母乳到换成其他食物，这意味着孩子的肠胃要开始接纳很多他们尚不适应的食物，这当然是需要一个过程的，当然也是需要循序渐进的。否则，我们就太难为孩子的肠胃了。

现代营养学认为，母乳喂养的孩子，6个月之后就可以添加辅食

了。如果是吃奶粉的孩子，4~5个月就可以添加了。因为4个月大的时候，宝宝的消化器官已经逐渐健全，味觉器官也发育了，消化能力在逐步提高，可以消化一些淀粉类的半流质食物了。

什么时候给孩子吃什么辅食可是有讲究的。你要是一开始就给孩子吃肉，他的肠胃得多健壮才能承受呢。各种辅食的添加顺序是这样的：淀粉（谷物）—蔬菜—水果—肉类，辅食的质地应该按照"液体—泥糊—固体"的顺序添加。这样才能有效避免消化不良或者营养不良。

相信大家应该不难理解为什么是这样的顺序。孩子几个月的时候还没有长牙，当然是流质或泥状的食品更容易吞咽和消化吸收。但是也不能长期只吃这些，随着宝宝开始长牙，就要吃一些固体食物了，这有利于孩子发展咀嚼能力。

很多孩子一生中除了母乳之外吃到的第一种食物是蛋黄，虽然鸡蛋营养丰富，但我不建议大家这么做。虽然和蛋清相比，对蛋黄过敏的孩子比较少，但是毕竟还是有孩子会对蛋黄过敏的。所以，6个月之前的宝宝，不建议食用蛋黄，7个月之后可以尝试。

由于几乎所有孩子都不会对大米过敏，所以给孩子添加的第一种辅食，可以是米糊。半个月之后，我们可以试着添加菜泥了。首选胡萝卜泥、豌豆泥、南瓜泥等蔬菜泥。孩子适应了蔬菜泥之后，我们可以慢慢尝试水果泥，比如苹果泥、香蕉泥等。

之后，我们可以给孩子添加肉糊了。国外儿科学会推荐给孩子添加的第一种固体食物就是肉糊，因为它是蛋白质和铁、锌的最丰富来源。

所以，总体来说，我们给孩子添加辅食的类型，先是米糊、菜水、果汁等，然后是浓米糊、菜泥、鱼泥、肉泥、蛋黄等，接下来是软米饭、软面条等。从一类辅食过渡到另一类的时间，可以是一两周。比如，给宝宝吃了一两周蔬菜泥，就可以尝试水果泥。

至于每种辅食的分量，没有绝对要遵循的比例，大家可以根据孩子具体情况灵活安排。只要孩子吃完以后不哭不闹，睡眠良好，生长发育正常，就说明辅食的添加是足够的。

当孩子能接受各种辅食之后，差不多也快要断奶了，这时候，孩子已经出牙，消化能力也逐渐增强，辅食慢慢就变成主食了。这时候，大家记得一定要把握多样化的原则，在保证食物软烂、容易消化的前提下，让孩子米面、豆类、薯类、肉类、蔬菜、水果等各种食物都要兼顾，才能保证孩子摄入足够的营养供其生长发育。

偏食挑食，并不一定是因为饭菜不香

说起偏食挑食，其实很多家长自己也没有发言权，因为他们自己就有这毛病。可是，不管你自己是不是心虚，都不能让孩子挑食，儿童时期的营养，对人一生健康的意义太重大了。

不管是孩子体格的发育，还是智力的发育，都与儿童时期，尤其是婴儿时期的营养有关系。如果孩子挑食偏食，意味着他们很有可能会缺乏某些营养。这不仅仅是能不能长高的问题，还与孩子的脑力发育、学习能力密切相关。

所以对孩子挑食偏食这个问题，家长们普遍还是比较重视的。除了想着法儿地给食物变花样，还用尽浑身解数对孩子威逼利诱，希望孩子多吃一口自己精心准备的营养餐。可惜，总是事与愿违。

很多家长觉得孩子不爱吃饭，就怪饭菜不香，其实未必。有些孩子吃嘛嘛香，胃口好得不得了，有的孩子就是不爱吃饭，吃啥都挑挑拣拣，一脸不耐烦。当然，更多的孩子是见到喜欢的食物吃个不停，不喜欢的一口不吃。不管是哪种孩子，他们饮食习惯的养成，都是有原因的。

网上曾经流传过一个笑话："终于知道爸爸妈妈为什么从来不挑食了，因为他们买菜的时候从来不买自己不喜欢吃的东西。"虽是笑话，但是一针见血地指出了一个重要问题，很多孩子的挑食偏食，都是跟父母学的。

如果你经常在孩子面前说这个不好吃，那个味道差，就会给孩子潜移默化的影响，让他把食物分成三六九等，挑挑拣拣。而且，如果你自己挑食，家里做饭从来不买某些食物。孩子在幼儿园看到这些陌生食物的时候，也很有可能不接纳。

除了父母的饮食偏好引起孩子挑食之外，家里的食谱过于单调，父母过度娇纵溺爱，孩子不能按时定量进餐的不良饮食习惯等，都是孩子挑食的原因。

上面这些全都是外部原因，现在我们来看内因。相信大家应该知道，内因往往才是最根本的。孩子挑食偏食甚至厌食，根本原因是胃口不好。没食欲的时候，吃东西自然会挑三拣四的，大家自己应该也有体会。

现代营养学认为，缺乏某些微量元素，比如锌，往往会导致孩子食欲缺乏。因为如果口腔唾液中味觉素含锌量不够，味蕾的敏感度就会降低，孩子会觉得食物没有味道，所以会食欲缺乏。因此，给孩子多吃一些含锌丰富的食物，比如生蚝、瘦肉、鱼类、麦芽、牛奶、核桃、芝麻、紫菜、动物肝脏等，可以改善孩子没胃口的症状。

中医则认为，孩子胃口不好，主要是因为脾胃运化失常、津液耗伤。所以，应该选择一些补中益气、健脾养胃的食物给孩子吃，比如粳米、糯米粥等。如果孩子食欲缺乏的情况比较严重，还需要用鸡内金等中药来帮助消积滞、健脾胃、助消化。因为孩子如果有疳积，也一定会没胃口。

对于胃口素来不好的孩子，建议大家在日常生活中注意给孩子调养脾胃。孩子脾胃运化正常，消化功能强大，就不容易出现消化系统疾病，而且胃口也会很好。这里我给大家两个简单的小偏方，平时食欲不佳的孩子可以经常吃点。

第一个是无花果。秋天无花果成熟的季节，直接生吃就有特别好的效果，每天吃1～2个，能帮孩子强化胃肠，对腹泻和便秘都有调节作用。不过，新鲜的无花果季节性特别强，不好保存。大家可以把它煮成糖水保存起来，经常给孩子喝一点。

第二个是姜汤。不过这个姜汤跟治疗风寒感冒的姜汤有点不一样，是要加入蜂蜜或者黑糖的。在我国古代民间，这个方法被广泛应用，对于吃不下饭的孩子会有促进食欲的效果。大家不妨试一试。

孩子长得慢，可能是缺营养元素

在谈这个问题之前，我们先谈谈什么是"长得慢"。很多家长完全是凭感觉，觉得班上别的孩子都长个儿了，自己孩子还没长，那就是长得慢。这样的方法是不科学的。

这里给大家一个友情提示，如果你想让孩子长高，又担心自己不能把握好最佳生长时机，建议你可以给孩子做骨龄检查。骨龄其实也就是骨骼年龄，它与孩子的身高关系极其密切。由于每个年龄段的身高都与成年后的身高具有高度相关性，所以，根据当前的骨龄，能预测出孩子还可能长多高。同样，骨龄检查能够非常准确地反映出孩子目前的生长发育水平和成熟程度，比看年龄要可靠多了。

这一生，只需要给孩子做两次骨龄检查。一次是孩子4岁的时候，因为3岁以前是孩子长高的一个飞跃期。另一次是刚过8岁，因为孩子身高飞速增长的另一个时期是青春期。男孩一般是9~14岁为青春期，女孩则是8~13岁。错过了这两个时期，再想长高就很难了。

孩子最终的身高，取决于很多因素，遗传当然是主要原因，但是后天因素也很关键。如果是一些疾病引起的，比如胰岛素功能障碍等，我们可能无能为力，但如果是因为营养问题导致孩子后天没发挥好，那就太可惜了。

所以我会建议大家有条件可以给孩子测一下骨龄，如果孩子真的生长比较慢，那就要赶紧找原因了。在日常饮食方面，一定要注意营养元素的补充。虽然很多家长都知道给孩子补充营养，但往往是大鱼大肉，牛奶鸡蛋，以补充蛋白质为主。他们不知道，缺乏一些营养元素，会让孩子生长缓慢。

孩子最有可能缺乏的营养元素，一般来说有四种，分别是锌、铁、钙、碘。其中，缺锌和缺钙会让孩子发育不良，大家尤其要引起重视。

但是问题又来了，我们怎样才能知道孩子缺不缺营养元素呢？虽然医院是可以检测的，有血液检测也有头发检测，但我并不推荐大家去做，因为目前世界上还没有一个统一的营养元素的正常值范围，测出来了某一天的数值，也不能帮我们判断孩子是否缺这种元素。想要判断孩子是不是缺营养元素，关键还是看症状。

一般来说，如果孩子出现厌食、挑食、生长发育迟缓、反复感冒、口腔溃疡、贫血等症状，都可能是缺了某种营养元素。比如，缺锌的早期表现就是食欲降低，然后会有味觉减退、生长发育迟缓、反复感冒或腹泻、口腔溃疡反复发作等。缺钙主要表现在神经系统、血液循环系统等方面，比如夜惊烦躁、手脚抽筋、出牙晚及牙齿不齐、生长迟缓等。大家可以结合具体症状来判断。

如果确定孩子缺乏某种营养元素，我们就可以有针对性地补充了，最安全健康的办法还是食补。如果是缺锌的孩子，可以多吃一些莲子、花生、芝麻、核桃、蛋类、瘦肉、动物肝脏、奶制品、紫菜、海带、香菇、赤小豆、荔枝、栗子、虾、海鱼、葵花子、杏仁、芹菜等，它们含锌都比较丰富。

如果孩子缺钙，可以多吃一些豆制品、花生、杏仁、绿色蔬菜、柑橘、山楂、大枣、虾、鱼、海蜇、海带、紫菜、虾皮、芝麻、萝卜、西红柿、鸡蛋等，当然，还要每天喝牛奶，这些食物也可以帮孩子补钙。

需要提醒大家的是，很多家长一看孩子缺营养元素，就给他们买来保健品大量补充，这样做是有安全隐患的。营养元素在体内也不是越多越好，如果过度补充，会造成轻度中毒，引起孩子发育迟缓。比如，补充锌元素过量，可能会干扰体内铁、铜的吸收利用，孩子容易发生胃肠炎，甚至出现呕吐、恶心等症状。

所以，营养元素的摄入，也是需要把握好度的。只有让体内各种营养元素保持平衡状态，才能让身体更健康。而最根本的，还是要保证健康、均衡的膳食结构，这需要我们在日常生活中从每一餐饭做起。

瘦弱的"豆芽菜"，应多健脾开胃

以今天的生活条件，孩子正常的营养基本都是能保证的，营养不良的发生概率也比较小。但是，很多带着孩子来找我的父母，都特别困惑，他们自认为家里生活条件比较好，虽说不能天天山珍海味，可是肉、奶、蛋从来也不缺，怎么就把孩子吃得面黄肌瘦像根豆芽菜呢？

其实孩子的体形，也是适中为宜，太胖了不好，太瘦了肯定也不行。孩子的体重和身高一样，每个年龄段都有那个年龄段的标准。比如5岁的男孩子，体重应该在16.6～21.1千克之间。如果比正常体重范围轻10%以上，那家长就要考虑一下是不是需要看看医生。

如果孩子比较消瘦，同时面色也发黄，就应该看医生，这一般都是脾胃有问题。如果孩子身体健康，面色应该是白嫩的，不会发黄。根据中医理论，五脏与五色是相对应的，心、肝、脾、肺、肾与赤、青、黄、白、黑相联系。所以，脸色发黄，对应的就是脾的问题。脾虚，反映在脸上就是脸色发黄。

至于孩子的消瘦，也不是正常现象。虽说由于遗传等各种原因，孩子胖瘦有别。但如果不是食不果腹，孩子的脾胃功能都正常，即便孩子不胖，也不至于消瘦。脾胃是一对相应的器官，胃的主要作用是接受并初步消化食物，而脾主运化，它负责将消化吸收的营养物质输送到全身。如果孩子脾胃虚弱，自然很难肌肉强健。

可是，孩子好端端的脾胃，怎么会虚弱呢？原因可能是多方面的，如果孩子是早产儿，可能天生就气血不足、脾胃虚弱。或者孩子长期饮食不节、过食寒凉、不合理用药、营养失衡等，都有可能损伤脾胃。

给大家讲一个典型例子。有一次，一个小患者进到我的诊室时，嘴里还在吃东西。据孩子妈妈说，孩子特别爱吃冰激凌，还爱吃海鲜。后来听说小孩子不能吃太多这些寒凉之物，就控制不让他多吃了。但由于孩子一直消瘦，家长总想让他胖一点，所以孩子基本上除了一天三顿饭之外，上午、下午各有茶点，晚上有夜宵，零食也随身带着。可是，即便这么吃，孩子还是不长肉。没办法，他们这才来看医生。

这个孩子的消瘦，就是典型的由于脾胃虚弱造成的。本来吃太多寒凉食物就伤及脾胃了。家长以为孩子营养不够，就想尽办法让他多吃东西，结果反而增加了肠胃负担，脾胃进一步受损，形成一种恶性循环。吃得再多再好，肠胃不能吸收，也不会有好气色、好身体。

我给他们的建议是，一定要注意饮食有节、少吃寒凉食物，慢慢调养脾胃。除了给他开一些健脾和胃的药物之外，还叮嘱家长给孩子多吃大枣、莲子、山药、百合等，少吃海鲜、油炸食物和冷饮、冰激凌、西瓜等寒凉之物。

简单来说，就是不吃不易消化、过于油腻的食物，多吃一些清淡、富含维生素与微量元素、容易消化的食物。而且，即便孩子消瘦，也不要让他吃得太多，否则过饱反而会伤及脾胃，并有损孩子的食欲。

如果你的孩子脾胃也比较虚弱，建议大家日常生活中可以稍微让他们多吃一些五谷杂粮。比如小米能健脾和胃，玉米能健脾利湿，赤小豆能健脾补血，这些都是补养脾胃的好食材。但是，相对于精米细面，杂粮不太好消化，所以最好煮成粥，而且一定要煮得熟烂才好。

另外有一些中药，比如山药、茯苓、扁豆、莲子、芡实、薏米等。这些药物同时也是食物，强健脾胃功能的效果很好，吃起来比较安全方便，大家不妨试试看。比如做山药粥，只需要把山药洗净切块，跟粳米一起煮至熟烂就可以，它能够健脾和胃，适合孩子长期食用；还有莲子粥、大枣粥等，都可以适当给孩子多吃点儿。

由于小孩子"脾常不足，肝常有余"，所以其实不管孩子有没有出现脾胃虚弱的症状，我都建议大家多给孩子喝一点儿健脾的粥汤，不要等到孩子已经出现消化不良的症状了再去想办法。

爱吃肉的孩子易发热，注意营养均衡

　　爱吃肉的孩子比爱吃菜的孩子多太多了，而家长们觉得肉更有营养，往往也不拦着或者适当引导。结果，很多孩子越来越爱吃肉，甚至发展到一口青菜都不吃的地步。

　　如果你家里有一个特别爱吃肉的孩子，可能你就会有这样的体会，孩子很容易上火，经常口舌生疮、喉咙肿痛、眼屎增多，晚上也睡不安稳。上火的时候，只要稍微外感风邪或者寒邪等，马上就会感冒，让家长们伤透了脑筋。

　　为什么会这样呢？中医认为，"上火"其实就是人体阴阳失衡。孩子们，尤其是婴幼儿，是"纯阳之体"，他们的体质相对偏热，本身就容易出现阳盛火旺的现象，也就是大家说的"上火"。

　　再加上孩子的肠胃处于发育阶段，消化等功能尚未健全，如果吃肉太多，过剩的营养物质难以消化，就会积食。食积化热，也会上火。而且，肉类属于高蛋白质食物，摄入过多的肉类，就是"火"的来源。当体内积累太多火的时候，就会上火。

　　只不过，这火也有各种不同的类型。首先"上火"有外来之火和内生之火之分。孩子感冒时发热、嗓子痛，这都是外来之火。而内生之火，可以分成心火、肺火、胃火、肝火和肾火，它们又分别有虚实之分。大家可以牢记，孩子身上的火，通常都是实火，而且除了肾火不常见，其他四种火，在孩子身上都比较容易发生。

所有这些火，都有可能让孩子出现扁桃体炎、口角起疱、便秘、小便发黄、食欲缺乏、烦躁不安、眼屎增多等状况。虽然看起来不是什么大毛病，但如果上火的同时受到外部侵扰，如风寒及各类病毒，就会引发感冒、腮腺炎、水痘等病症。

所以，为了让孩子不那么容易上火，我们最应该做的就是从饮食上入手，注意营养均衡，不让孩子生内火。

现在的孩子基本不存在营养不良的问题。很多过去的经验和老观念已经不再适用，因此我们的营养状况有了巨大的改变。肉类早已不是我们健康的必需品，反倒成了健康的威胁，家长心里一定要对此有重要的认识。

当然，这也不是说，孩子就不能吃肉。肉类富含优质蛋白质和铁、锌等矿物质，对孩子的发育成长也很重要。对孩子来说，只吃菜和只吃肉都不好，偏爱任何一种食物，都有可能因为偏食造成营养不良，对孩子的生长发育是非常不利的。而这种影响，很可能是持续一生的，因为孩子小时候的饮食习惯，长大以后往往也会保持。

《黄帝内经·素问》认为理想的饮食结构是："五谷为养，五果为助，五畜为益，五菜为充。"唐代的药王孙思邈在《千金要方·食治》中，将这一观点发扬光大，他把食物分成果实、菜蔬、谷米、鸟兽四大类，每一类都不可或缺，这是非常科学合理的饮食观念，也是我们现代人应该牢记的。

我们家长需要做的，是尽量帮助孩子养成营养均衡的饮食习惯，少量吃肉、吃瘦肉，并且让他们有吃蔬菜和水果的习惯。比如，给孩子吃肉的时候，尽量搭配一些蔬菜泥。

如果孩子还小，我们最好在1岁以前，就让孩子品尝到不同的蔬菜口味，让他接触这些味道，长大以后就会对这些蔬菜的味道更容易接受。在给他烹制蔬菜的时候，可以遵循先茎后叶的顺序，还要切得细一些，碎一些，免得孩子因为蔬菜卡到喉咙而对吃蔬菜心生恐惧。

等到孩子再大一点，可以有意识地通过讲故事的形式，让孩子知道吃蔬菜的好处和不吃蔬菜的后果。只要家长肯用心，就能提高孩子对蔬菜的兴趣，也能让孩子的身体更结实、更健康。

孩子反复过敏，是不是吃了致敏食物

我以前跟父亲学习的时候，也见过不少过敏的孩子，可是跟现在相比，真是小巫见大巫。我自己有切身体会，近些年，接诊的过敏孩子人数越来越多。

这不仅仅是我的个人体会。中国疾控中心发布的0~2岁城市婴幼儿过敏流行病学调查结果也显示，近年来我国婴幼儿过敏性疾病发病率迅速上升。有超过40%的家长表示，自己的孩子曾经或者正在经历过敏。

过敏的原因可能是多方面的，有些孩子是吸入了尘螨、花粉、棉絮等引起过敏，有些是接触了化妆品、碘酒、塑料玩具等过敏，有些是对昆虫叮咬、青霉素、动物血清等过敏，还有一些是由肺炎双球菌、金黄色葡萄球菌等感染性过敏原引起了过敏。

除了以上种种之外，容易引起孩子过敏的，还有一个重要原因——食物过敏。很多家长可能没有意识到这一点，导致孩子反复过敏。有朋友问我说："我家孩子只要一吃芒果身上就痒，怎么回事呢？"这就是典型的食物过敏。

现代医学认为，过敏是因为我们的身体无法承受某种东西带来的刺激，所以就把这种东西当作侵略者，身体会产生一种抗体。当我们再次接触到这种东西的时候，抗体就会报警，身体开始分泌一些物质来赶走侵略者。但是，身体分泌的这些物质，会引起不良反应，表现出来的就是红肿、发痒、起疹子、流鼻涕或呼吸困难等过敏症状，有的轻一些，有的重一些。

跟成年人相比，孩子更容易对食物过敏。一般都认为，遗传和食物抗原暴露，是孩子食物过敏的两个主要因素。遗传因素我们目前恐怕是无能为力的，可以做的，只有在饮食上多加注意。

理论上来说，任何食物都是有可能让人过敏的，但各种食物的致敏性不一样，所以我们很少见到有人对大米、白菜过敏，而对鱼、虾、牛奶过敏的就比较多。对绝大多数孩子来说，比较容易引起过敏的食物主要集中在下面几类里。

蛋白质丰富的食物，主要是牛奶、鸡蛋。

海鲜类食物，比如鱼、虾、蟹、贝类等。

有特殊、浓烈气味的食物，比如葱、姜、蒜、韭菜、香菜、羊肉等。

菌菇类食物，比如香菇等，干湿都可能导致过敏。

某些植物的种子，比如豆类、花生、芝麻等。

酒类等含有真菌的食物，比如各种酒、米醋、酒酿、酒糟等。

另外还有一些水果也容易让人过敏，比如菠萝、荔枝、芒果、猕猴桃、无花果、葡萄、草莓等。

这些食物大多数属于异性蛋白质类。当然，并不是说这些食物容易让孩子过敏，就从此再也不给孩子吃了。只是提醒大家，这个分类里的食物，我们要格外留心，在给孩子吃这些食物之前，一定要一样一样地分开尝试。

比如像之前那位家长，给孩子吃了芒果之后，孩子浑身发痒，这就是过敏反应。一旦出现过敏反应，应该马上停止，短期内别让他再吃了。

去年秋天，一个4岁的小朋友被送到医院的时候，眼睛肿得跟小金鱼似的，还特别红，看着就让人心疼。他身上还起了很多小疹子，痒得又抓又挠，哇哇大哭。我一问，原来是吃螃蟹闹的。

原来，这个小朋友的爸妈爱吃海鲜，也给小朋友吃了点螃蟹，没想到他特别爱吃，还爱带着壳咬。不过爸妈发现，他一吃海鲜就出状况，要么眼睛红，要么嘴唇肿，要么出小红疹子，就不给他吃了。可是这天，爸爸妈妈全都不在家，小朋友自己找到了姥姥刚做好的螃蟹。他倒是吃了个痛快，结果，没一会儿，眼睛就肿得被送到医院了。

像这位小朋友的情况，短时期内虾蟹肯定不能吃了。为什么我说短时间内呢？因为有些食物，比如鸡蛋，有80%对鸡蛋过敏的孩子，6岁之后过敏反应就自己消失了。但还有些食物，比如果仁，孩子可能会一生都对它过敏。所以，如果我们发现孩子对某些食物过敏，可以过一段时间之后，再少量尝试，看孩子反应如何。

一般来说，不满1岁的婴儿，最好母乳喂养，辅食不要吃海鲜和葱、姜、蒜等刺激性食物，吃鸡蛋的时候，最好也只吃蛋黄。1岁以后，再尝试着吃蛋清。至于花生等坚果类食物，最好到3岁以后再尝试。只要我们稍加注意，就可以让孩子免受过敏之苦。

还有的家长问我，需不需要给孩子做过敏原测试。对于这个问题，我的建议是，如果只是不严重的过敏，不建议3岁之前的孩子做皮肤点刺试验。但是，如果孩子已经确诊是过敏性疾病，比如过敏性鼻炎、支气管哮喘等，应该尽早进行过敏原检测，找出病因，及时进行预防。

乱补营养品，反而让身体遭殃

清人徐大椿在《医学源流论》中说过这样一句话："虽甘草、人参误用致害，皆毒药之类也。" 大人尚且不能乱补，对身体娇嫩的孩子来说，更是这样了。

正所谓"虚则补之"，我们中医所说的"补"，往往是针对"虚"而言的。也就是说，身体"虚"的人，才需要去"补"。如果身体本来就没有虚的症状，何必要去补？

小孩子虽然脏器没有发育成熟，脾胃功能也比较虚弱，但是他们的身体处在一个不断发育的状态，就好像初升的太阳一样，我们只要确保供给身体发育所需要的营养，他们自己就可以顺应自然规律，茁壮成长。

一般情况下，孩子极少会出现"虚"。即使是"虚"，也只是脾虚，但是我们成年人和老人大都是肾虚，这在孩子身上是不存在的。现在市面上的补品大都是针对中老年人的，所以，孩子是不能随意服用成人补药的。

就拿人参来说吧，乱吃人参中毒的大有人在。有一个小孩，只吃了一点人参精，就开始烦躁不安、血压升高。一般来说，乱补人参的孩子，会出现极度兴奋、烦躁失眠，甚至精神错乱的症状。所以，一些家长尤其是老人，千万不要觉得人参是好东西就给孩子吃。

除了大补的人参、灵芝不能乱吃以外，熟地黄、龟板、鳖甲、何首乌等滋补性的中药，孩子也不能乱服。因为孩子的脾胃通常比较虚弱，吃了容易出现消化系统症状，比如食欲减退、腹泻或便秘、上腹胀闷、苔腻等，临床上十分常见。

既然中药补品不能乱吃，那各种维生素片、鱼肝油、螺旋藻等保健品能不能给孩子吃呢？

给大家讲一个典型例子。我之前接诊过一个10个月大的婴儿，体重达到13.5千克。这是什么概念呢？相当于一个正常孩子3岁时的体重了。一个健康的10个月大男婴，体重应该在8.6～10.6千克之间。这个体重严重超标的宝宝，后来诊断为脂肪肝。

家长到底给孩子吃什么了，让他仅仅10个月就这么重？我们问完之后才知道，为了让宝宝健康成长，全家人想尽各种办法给他补充营养，不仅给他吃氨基酸、复合维生素，还补锌、钙、铁等，唯恐他缺什么营养元素。结果，就让孩子严重营养过剩了。

我们和孩子的健康，都是靠均衡、科学的膳食结构吃出来的。不管你有多爱孩子，小苗还得一天天慢慢长，想要拔苗助长，那是对孩子身体的严重摧残。

除了会让孩子长成"小胖墩儿"、体重超标、体态变形之外，乱补营养品，还有可能导致孩子性早熟，引发脂肪肝，甚至引发免疫系统疾病，给孩子未来的人生带来严重的健康隐患。

如果你真的关心孩子的健康，就应该从餐桌上入手，让孩子享受健康的食物。只要孩子生长发育正常、饮食均衡，是没有必要额外补充维生素或其他营养素的。

吃出来的肥胖，还能吃回去

在中国古代养生家和士人的观念中，节制饮食是普遍共识，不需要强调。不管是《吕氏春秋》中的"肥肉厚酒，务以自强，命之曰烂肠之食"，还是嵇康《答向子期难养生论》中的"穰岁多病，饥年少疾"，还是晋人杨泉在《物理论》中所说的"谷气胜元气，其人肥而不寿；元气胜谷气，其人瘦而寿。养性之术，常使谷气少，则病不生矣"，都在强调大量肥厚的饮食无益健康。

尤其是偏肥胖的人，更应该缩食。很多人会觉得这些养生理论不适用于孩子，的确，孩子与成人存在体质上的差异，确实应该区别对待。但在这个问题上，药王孙思邈主张的"厨膳勿使脯肉丰盈，常令俭约为佳"，同样适用于今天营养普遍过剩的孩子。

在消化系统疾病的小患者里面，相当一部分都是胖乎乎的，很多小朋友的胳膊都分节了，已经不像莲藕，而是像轮胎了。这些胖乎乎的孩子，看着固然可爱，可是健康状况也在亮红灯。肥胖儿童不仅长大后容易变成肥胖的成人，而且小时候的肥胖，与长大后的许多慢性疾病都直接相关。

即便我们不管以后，只说眼前，肥胖孩子的健康状况也是让人担忧的。肥胖的孩子不仅容易患呼吸道疾病，而且会使心肺功能降低，给学习和生活都带来了很大不便。

当然，孩子肯定也不能是面黄肌瘦的，而是应该保持在一个合理的体重范围内。一般来说，当孩子的体重超过同性别、同月龄孩子标准体重的20%，就可以认为是"肥胖"了。肥胖也有程度的不同，超过标准体重的20%～29%是轻度肥胖，超过标准体重的30%～49%是中度肥胖，超过标准体重的50%是重度肥胖。对于重度肥胖的孩子，家长一定要警惕，关注孩子的身心健康。

如果你家里有肥胖儿童，你是否清楚是什么导致体重严重超标的呢？一般来说，孩子的体重与饮食、运动、遗传、心理、疾病等几个方面都有关系。遗传等先天因素我们可能无能为力，但饮食结构作为孩子后天肥胖的最常见原因，是我们可以把控的。

据我了解，大部分肥胖的孩子都有吃得多、动得少的特点，而且，他们往往吃得也不够科学，不仅吃得过多，还吃得太快，喜欢吃甜食，喜欢喝甜饮料，喜欢吃荤菜，喜欢吃各种高热量食品，不喜欢吃蔬菜，喜欢睡觉前吃很多东西，喜欢一边看书或看电视一边吃东西，不饿的时候看到好吃的也总要吃，等等。这些习惯都会让多余的热量逐渐堆积，让孩子变得越来越胖。

怎么办呢？"谷气胜元气，其人肥而不寿；元气胜谷气，其人瘦而寿"。肥胖的孩子需要通过削减主食（谷气）来加强脏腑功能（元气）。也就是说在满足孩子营养需要、保证生长发育的前提下，我们要控制孩子的饮食，以免给孩子的肠胃增加负担，影响消化。

一开始给孩子控制饮食时，目的是让孩子体重不增加，而不是让孩子体重急剧减轻。我们可以给孩子多吃蛋白质含量高的食物，比如瘦肉、鱼、鸡蛋、豆类等，少吃脂肪含量高、含糖量多的食物，比如油炸食品、甜食等。这样来说，孩子的体重就暂时不会明显增加。

在此基础上，我们可以根据孩子的年龄、身高，找出他应该有的平均体重。然后以此为目标，开始慢慢给孩子减少热量。总的原则是高蛋白、低碳水化合物、低脂肪。给大家的建议是，家长可以列出一个清单，把各种食物用红、黄、绿这三种颜色标出来。比如：

炸鸡、薯条等油炸食品，膨化食品和巧克力糖果，都是红色区域的食物；

猪肉、牛肉等各种肉类，蛋糕、饼干等点心类食物等，是黄色区域的食物；

各种蔬菜、水果、鸡蛋、奶类、非精加工的豆类等食物，则是绿色区域。对于体型肥胖的孩子来说，绿色区域最受欢迎的食物包括芹菜、大白菜、黄瓜、冬瓜、绿豆芽，以及豆制品、白萝卜、韭菜、柿子椒、茄子、魔芋，它们都是低热量食物。

红色食物是肥胖孩子不能吃的，黄色食物是孩子需要限制吃的，而绿色食物则是可以多吃的。苹果、梨、黄瓜等低热量的蔬果，既不会让孩子变胖，又有很好的减脂作用。所以，一日三餐之外的零食，肥胖孩子也可以享受，只是注意要选择低热量的蔬果。

当然，孩子的饮食习惯也很重要，我们要让孩子养成规律用餐、少吃快餐、吃饭细嚼慢咽等习惯，一点一滴，都和健康有很大关系。做家长的，更不能用食物来奖励或惩罚孩子。

最后大家一定要记得，并不是孩子越胖越好、越高越好，均衡生长才是健康的象征。家长一定要对肥胖给儿童带来的危害有充分的了解，给孩子一个能够受用一生的健康生活习惯，这才是真正对孩子好。

看舌苔调整孩子的饮食

看舌苔是大家都很熟悉的中医诊断方式。传统中医认为，许多脏腑都通过经络，与舌头有直接或间接的联系，所以肺腑的病变往往能从舌象上反映出来。因此，看舌苔也就能够观察到阴阳、脏腑、气血的状态。

很多人会觉得看舌苔很玄妙，其实只要掌握了要领，勤加观察，大家也一样能掌握一些常见疾病的诊断方法。尤其是关于孩子的饮食问题，舌苔由胃气所生，如果孩子吃得不对，脾胃失和，虽然他跟你说不清楚，但舌苔会立竿见影地反映出一些症状，非常直观地告诉我们。

所以，大家不妨经常观察孩子舌苔的变化，随时给孩子调整饮食，这样才能防患未然，给孩子的成长提供最合适的助力。

一般来说，健康孩子的舌体应该是非常柔软的，很灵活，颜色淡红，活动自如。舌面上应该有一层薄薄的、白色的舌苔，干湿适中。如果孩子身体不适，舌体和舌苔的颜色、厚薄就都会出现相应的变化。

看舌苔的时候，我们除了看舌苔，其实也要结合舌头的整体状况来判断才能准确。一般来说，在孩子身上，常常会出现下面这五种情况，我在这里简单总结一下，大家可以对号入座，看看自己的孩子是不是有这些表现。

第一种是舌尖或舌头整体偏红，舌苔薄但是黄。孩子风热感冒时，舌苔基本上都是这样的。中医认为舌尖对应的是心肺，舌尖发红通常都是心肺有火，要注意清热去火。

第二种是舌体呈现正常的淡红色，但舌苔白腻。这往往是积食的表现，健康的舌苔是薄薄的一层，如果孩子的舌苔是厚厚的一层，肯定不是好现象。我们只要看见孩子的舌苔变厚，尤其是舌苔中间的部分变厚，不管是白色的还是黄色的，都说明孩子可能积食了。

这时候，一方面我们要注意别让孩子便秘，另一方面要让孩子多喝白开水，吃一些消食的药物或山楂等食物，多吃蔬菜、水果，少吃甜腻厚味的食物，慢慢消食导滞。如果孩子同时还伴随腹胀、腹痛、呕吐或者口臭、大便干燥、腹胀、手足心热等症状，可以服用一些小儿消积的药物。

第三种是舌体偏红，舌苔黄腻。根据我们之前讲过的知识，大家应该知道，舌体偏红是体内有热的表现，而舌苔黄腻是脾胃湿热之象，这种舌象往往可以在发热、咳嗽有痰或是有肺炎的孩子舌头上看到，说明他们体内有痰热。

这时候，孩子的饮食结构要以清淡为主，不要多吃油腻的食品。可以吃一些帮助消化和去火的食物，还可以喝点儿菊花水、绿豆汤等清热利湿的汤水。有这种舌象的孩子，往往胃口不好，家长别忙着用大鱼大肉进补，而是应该多给孩子吃白萝卜、百合、山药、莲藕、银耳、猪血、黑木耳、雪梨、蜂蜜等食物清热化痰。

第四种是舌体颜色正常，但舌苔偏白，同时舌体较为肥大，边缘有齿痕。这往往是脾虚的表现。中医认为舌尖对应心肺，舌中与舌两边，反映的是肝脾的情况。对孩子来说，舌边有齿痕，往往是脾的问题。

这时候，不管孩子胃口好不好，我们都不能让他肠胃负担太重，除了节制饮食之外，可以适当吃一些山药、薏米等健脾的食物。需要格外提醒大家注意的是，对于这种舌象的孩子，不要给他吃太多水果，因为大部分水果性偏寒凉，可以选择在上午适当吃一些。

第五种是所谓的"地图舌"，这种舌象在孩子身上也比较常见，其实就是舌苔部分剥落。我们先来说说孩子没有舌苔是什么情况。刚出生的宝宝，如果舌头呈现红色，没有舌苔，这是正常现象，大家不必担忧。但除了这种情况之外，如果孩子舌头上原本是有舌苔的，这些天消失了一部分或者全部消失了，这叫剥落苔，原因是阴虚火旺或者肠胃湿热，说明脾胃之气受到了不同程度的损伤，主要是脾胃阴虚及脾胃气虚。

由于这种剥落是不均匀、不规则的，就像地图一样，所以叫地图舌。出现这种舌象的孩子，一般身体都没什么明显的不适，但是他们往往体质都比较弱，食欲和消化能力都不好，免疫力也差，所以很容易感冒、闹肚子等。

这时候，我们需要给孩子益气养阴，可以给他吃一些百合汤、雪梨、西瓜等有滋阴降火、生津止咳作用的食物，避免吃羊肉、葱蒜等辛温食物，辛辣煎炸的食物更是不能吃了。

如果舌苔全部消失，那就是胃气极其亏损的现象，这就不是饮食调理的问题了，要请医生调理脾胃。等到舌苔慢慢长出来，病情也就好转了。

现在大家应该已经知道了如何根据舌苔调整孩子的饮食，不过，虽然舌苔可以让我们方便地了解孩子的健康状况，及时调理。但当孩子已经生病或者舌苔出现一些不常见但严重的表现，比如黑苔等，建议大家还是交给医生处理。

春天孩子长个儿快，抓住黄金时机

俗话说"一年之计在于春"，传统医学强调"春生夏长秋收冬藏"，自然界的万事万物都是这样，孩子的生长也不例外。

正所谓"吃了春分饭，一天长一线"，根据世界卫生组织的研究结果，在3～5月份，人体新陈代谢旺盛，血液循环加快，促生长素分泌增多，孩子平均可以长高2厘米，是9～11月份的2～2.5倍。尤其是5月份，这一个月孩子平均能长高7.3毫米，被人们称为"神奇的5月"。

既然春天是孩子长个儿的黄金时期，也是生长发育的好季节，家长要好好把握，从营养、睡眠、运动等方面给孩子进行调理，当然这里我们主要讲营养方面。

饮食平衡当然是基础，为了让各种营养素都不缺乏，我们要让孩子每天吃的食物种类尽可能丰富，最好每天有20种以上，至少也要保证每周有20种。

在这20种食物中，蛋白质是必不可少的，每天都需要补充。因为孩子正在长身体，对蛋白质的需求量比成人大得多，如果蛋白质供给不足，身体肯定会优先满足身体日常活动的需要，生长发育就会受影响了。含有丰富蛋白质的食物包括鸡蛋、鱼、虾、鸡肉、牛肉、豆制品、小米等，一般来说，我们每天的食谱中应该都会有几样，满足要求一点儿应该不难。

除了必不可少的蛋白质，要长个子，钙也是不能缺少的，它是骨骼生长的基础。春天孩子长得快，对钙的需求量增大，如果还跟冬天的饮食一样，恐怕就会有缺钙的可能了。所以春天我们要格外注意给孩子多吃一些含钙丰富的食物，比如奶制品、豆制品、鱼、虾皮、芝麻等。

虽然铁、锌、铜不像钙一样对身高有直接影响，但也要格外注意这三种孩子容易缺的营养元素。孩子如果缺锌，会食欲不好，当然影响营养的吸收；孩子如果缺铁和铜，后果更严重，因为铁是合成血红蛋白的必需物质，铜是合成血红蛋白的催化剂。缺了它们，血红蛋白的合成必然会受阻，孩子的身体和智力发育，包括免疫系统的发育，都会受到影响，孩子体质会变得很弱。动物肝脏、牡蛎、坚果等食物中含有的这些营养元素比较多，可以适当给孩子吃一些。

如果说以上这些食物都是为了不影响身体发育，那么脂肪酸则是为了智力发育。脂肪酸与智力发育的密切关系是公认的，因为脑组织是人体含脂肪较多的组织之一，其中又以多不饱和脂肪酸含量最高。也就是说，多不饱和脂肪酸对孩子大脑发育至关重要。春天孩子的身体发育快，大脑发育得也快，所以我们也需要注意补充脂肪。比如核桃等坚果，茶油、橄榄油等植物油，芝麻、兔肉、鲜贝等，都是不错的选择。

最后是蔬菜、水果，它们通常含有丰富的维生素和矿物质，是身体必需的营养素，比如维生素A、维生素C能使孩子具有正常的免疫力。可以多让孩子吃一些时令蔬菜，比如菠菜、西葫芦、黄瓜、四季豆等。

其实春天多吃蔬菜、水果除了能够提供必需的营养素之外，还有一个重要作用，那就是防止孩子过敏。春天是孩子过敏的高发季节，尤其是原本就有一点皮肤病、气喘或过敏性鼻炎等过敏性疾病的孩子，春天往往是容易复发的季节。所以，不管孩子原本有没有过敏病症，我们一开始给孩子吃海鲜、坚果、芒果等容易过敏的食物时，都要谨慎一点。

另外，根据"春夏养阳"的原则，春天我们还需要帮助孩子温补阳气，使阳气升发，同时补充津液，护肝养脾。这就要求在饮食上像孙思邈在《千金食治》中所说的那样，"春七十二日，省酸增甘，以养脾气。"

当然，这可不是说让孩子少吃醋多吃糖，中医把具有收敛、涩滞作用的食物与药物归入酸味，把具有补益、和缓作用的食物和药物归入甘味。所以，春季可以多吃豆类、大枣、瘦肉、鱼、蛋、芝麻、香蕉、蜂蜜等有生发补益作用的食物，山楂、醋、柠檬等食物则可以适当少吃一点儿。另外，略带辛味的食物，比如洋葱、韭菜、青蒜苗等，对阳气滋生有益，也可以让孩子适当吃一些。

苦夏别苦了胃口，给孩子温和清心火

俗话说"一夏无病三分虚"，每到炎热的夏天，不少孩子可能都头疼身倦、心烦意乱、不爱吃东西，很多家长会觉得没关系，反正天气热，这是正常现象。不过，如果你家孩子本身体质就比较虚弱，而且是在3岁以下，就需要考虑他很可能患上"苦夏病"了。

大一点的孩子一般更能耐受夏天暑热之气，所以不至于被暑热所伤，但夏天的饮食还是要格外注意的。大家应该都有体会，我们夏天的胃口普遍没有冬天好，这是因为炎热的夏天，暑气当令，暑热容易伤元气。如果孩子本来胃肠功能就相对比较差，脾胃之气不足，那么食欲缺乏的现象就更加明显。

可是，虽说夏天大家更想吃凉爽的食物，但夏季饮食的原则却是"温"。清代著名养生学家石成金在《养生镜》中告诉我们："夏之一季是人脱精神之时，此时心旺肾衰，液化为水，不问老少，皆宜食暖物，独宿调养"。也就是说，根据"春夏养阳"的原则，不管大人、孩子，都应该吃温暖的食物来帮助阳气生发。

什么是温暖的食物呢？主要是各种粥汤。传统养生家对粥是非常推崇的，尤其是夏天，我们家经常会喝绿豆粥、荷叶粥、冬瓜粥、百合粥、银耳粥、黄芪粥等，都能很好地生津止渴、清凉解暑，又能补养身体。但是，不建议大家喝冰粥。

如果天气热，孩子实在不想喝温热的粥汤，那至少也要吃常温食物，一定不能让他们吃太多生冷寒凉的食物，比如冰激凌等，以免损伤脾胃。但是，应季的瓜果，比如西瓜、苦瓜等，虽然也属于寒凉食物，但是是可以适当吃一些的，因为夏天我们除了养阳，同时还要注意清心火。

一到夏天，来找我看病的孩子中，嘴唇发干、舌尖发红的孩子明显变多了。这时候我往往会摸摸孩子的手心、脚心，通常都是比较热的。然后再一问父母，孩子八成都是晚上睡觉爱出汗、小便比较黄。这就是心火过旺造成的，因为"心主全身之血脉"，所以心火旺的孩子手心、脚心会发热。同时，"舌为心之根，舌为心之苗"，舌与心互为表里，所以舌尖也会有所反应。那么怎么办呢？得给孩子慢慢清心火。

为什么夏天一定要注意给孩子清心火呢？因为夏天在五行中属火，对应的是心，所以夏天本来就容易心火旺。再加上夏的主气是暑，暑必夹杂湿。暑湿等邪气侵袭人体之后，即便当时不发病，也会在孩子体内潜伏。秋天一遇凉气，就很容易发热生病。

虽然清热解毒的药物能够立竿见影，不过我一般不建议给孩子吃太多药，能食疗的就食疗。其实由于夏天暑热，湿气渐盛，当季的很多水果本身就有清热利湿的功效。所以我往往会建议家长给孩子吃一些应季的瓜果，比如黄瓜、苦瓜、西瓜、西红柿等。

西瓜能清热解毒、除烦止渴，利尿助消化；苦瓜能清暑涤热、明目解毒、帮助改善烦躁情绪；《本草纲目》说黄瓜"气味甘寒，服此能清热利水"；西红柿可以清热解毒、凉血平肝、解暑止渴。另外还有绿豆、乌梅等，它们都是夏天清心火的好选择，不过脾胃虚弱的孩子还是要注意适量，既不能吃太多，也不要吃冰的。

如果孩子的心火比较严重，比如已经心烦急躁、面赤口渴、口舌生疮等，我们可以给孩子煮一些金银花甘草汤。方法是把金银花30克、甘草10克和薄荷5克加水先煎沸，然后改成小火煮5分钟，去掉药渣给孩子当茶喝，有清热解毒的功效。

总而言之，夏天是人体阳气生发最旺盛的时候，夏天养阳，不是说怎样让阳气生发得更好，而是不要让已经生发出来的阳气受到损伤。

所以，清心火的同时，也要注意别太过，以免伤了孩子的阳气。一般情况下，我们注意饮食温暖、温和，略苦而清淡，就可以促进食欲，利于消化。不要吃太多过于苦寒、生冷的食物，比如冰西瓜、冰镇饮料等。

远离秋燥，让孩子更滋润

秋高气爽、温度宜人，本来应该是体感特别舒服的季节，但中医认为，秋天阳气在渐渐收敛，阴气在慢慢滋长，秋天的燥气会造成体内津液的大量耗伤，不利于阴气的滋养。

由于"燥邪"的存在，皮肤干涩、口腔干燥、嘴角溃烂、喉咙疼痛、流鼻血、干咳、便秘等症状往往会找上门来，尤其是孩子们身娇肉嫩，呼吸频率高，通过皮肤、呼吸等丢失的水分更多。如果夏天让暑邪和湿邪侵入体内，一旦感受燥邪，就会出现上述津气受损的症状。

看到这种情况，一些粗心的家长就开始给孩子乱吃药了，这是要不得的，往往会导致孩子的病情变得更严重。就在刚入秋没多久，一个孩子送来医院的时候无精打采的，年轻的妈妈在一旁哭哭啼啼。仔细一问，原来进入秋天以后，风一吹，这个孩子的嘴唇就变得干燥、起皮，她给孩子涂了点润唇膏。可是没几天，孩子嘴角开始裂了，嘴唇周围也红彤彤的，一到吃饭的时候，喝点稍微热的汤，孩子就疼得哇哇大哭。

这位妈妈一想，这不就是典型的上火了吗？就给孩子吃牛黄解毒片清热败火，结果吃了几天，孩子不但嘴巴没好转，反而开始上吐下泻，而且晚上开始撕心裂肺地咳嗽。这位年轻妈妈再也不敢给孩子用药了，这才送到医院来。

我跟她说，孩子这不是简单的上火，是秋燥。不能随便吃去火药，因为孩子脾胃娇弱，吃药容易伤脾胃，孩子上吐下泻是伤了脾胃。而撕心裂肺的咳嗽，就是秋燥的症状更严重了。要是这种秋咳现在不去管它，任由孩子咳到冬天，就有可能转变为慢性支气管炎等更严重的疾病。

还有一些家长，会把孩子的秋燥当成感冒治，这种家长很多见，不过也不能全怪他们。因为孩子秋燥常见的表现就是鼻塞、口干、阵发性咳嗽，还有一些孩子会发热、咽喉干痛，这些上呼吸道感染的症状，很像感染了风寒，但其实这就是凉燥的典型症状。秋燥分凉燥和温燥，初秋时节往往是温燥，很像风热感冒；晚秋时节往往是凉燥，很像风寒感冒。大家别看到孩子身上有一些类似感冒的症状，就给他们乱吃感冒药。

所以，对于孩子秋燥这个问题，家长们还是得重视起来。为了让孩子不被燥邪侵犯，饮食上我们要遵循"秋冬养阴"的原则，用一些滋阴润肺的食物给孩子充分的滋养，让他们过一个更滋润的秋季。

说起对抗燥邪的食物，当然非白开水莫属。本来秋天气候干燥，我们损失的水分更多，加上喝水少，那肯定是"火上浇油"。任何饮料都不能替代水，可是白开水没什么滋味，很少有孩子会主动去喝，这就要求家长好好监督，经常提醒孩子喝水。2岁以上的孩子，也可以喝蜂蜜水。

除了水之外，滋阴润肺效果最好的食物，当数秋天成熟的水果了。首选就是梨，梨肉肥嫩多汁，有清热解毒、润肺生津、止咳化痰等功效，不管是生吃，还是和冰糖一起炖，都对孩子肺热咳嗽有很好的疗效。如果能跟荸荠、甘蔗等榨成汁一起喝，润肺的效果会更好。

大家对荸荠可能不太熟悉，它也是一种有清热生津、化湿祛痰、凉血解毒等功效的水果，对口燥咽干、肺热咳嗽、痰浓黄稠等症状，都有很好的作用。可以把荸荠跟梨或者莲藕一起榨汁，再加上蜂蜜调味，孩子可能更喜欢喝。

柑橘、柿子、石榴、葡萄等这一类秋天的时令水果，在中医里是属于"酸味"的。中医认为秋季养生需要"少辛增酸"，因为酸味食物具有生津止渴、健脾消食、增进食欲的功效，可以帮我们缓解秋燥带来的咽喉肿痛、咳嗽、便秘等症状。所以山楂、柚子、石榴、葡萄、猕猴桃、柠檬等生津润燥的水果，秋季可以多吃一些。

在这里给大家推荐三道简单的防燥粥，可以在刚入秋时让孩子时常喝，而不是等到秋燥已经伤及孩子了再去补救。

第一道就是梨粥，把梨和粳米一起熬成粥，可以益气健脾、滋阴润燥；第二道是银耳羹，银耳这些胶质状的食物，滋阴效果特别好，银耳羹能有效滋阴润肺、养胃生津；第三道是胡萝卜粥，可以防止孩子皮肤黏膜与眼睛干燥，很适合在干燥的秋季食用。

当然，最后我还是要强调，任何季节，健康饮食的关键都是科学安排三餐，坚持平衡膳食。在这个基础上，秋季时我们适当往养阴、生津的食物倾斜一些，而不是我说秋天吃什么好大家就只吃这些，这有些太极端了，并不利于孩子的生长发育。

冬天需储备能量，最适合补养

都说冬天是最适合进补的季节，的确，对老年人和身体虚弱的成年人来说，冬天是应该好好补养的。可是孩子跟大人情况并不完全一样，健康的孩子，是不需要"乱补"的。因为正处于生长发育旺盛阶段的孩子，阳气本身就盛，随便乱补只能适得其反。

我有不少性早熟的小患者，原因都是吃了不该吃的补品。其中有一个小姑娘，原本身体挺健康的，但自从小姑姑嫁人以后，爷爷奶奶的营养品一下子丰富起来。什么人参、鹿茸、燕窝、冬虫夏草的，丰富着呢，老人们什么都不缺。

老两口看着那么多好东西，自己反正也吃不了，又心疼小孙女，就隔三岔五地给孩子补补。孩子的爸妈整天忙工作，后来孩子妈妈知道之后曾经表示反对，可是两位老人根本不理会，他们不相信这么好的东西不能给孩子吃。就这样，爷爷奶奶的好意给小姑娘带来了很大的麻烦。两位老人也追悔莫及，可是后果已经造成了，后悔又能怎样呢？

所以，我一直都告诉家长，不要乱给孩子进补。"补"是针对

"虚"的，孩子身体好好的，为什么要补呢？

一般来说，只有三类孩子适合冬天进补，一类是先天不足、身体发育缓慢的孩子；第二类是平时一向体弱多病，容易感冒、免疫力明显比较低的孩子；第三类是脾胃虚弱、消化功能差、食欲缺乏、容易腹泻的孩子，而这类孩子由于脾胃功能差，所以补品不能乱吃，最好遵医嘱。

对于这三类孩子，补养也不能跟成人一样。小孩子虽然是纯阳之体，但也是"稚阴稚阳"之体，一饮一食都要非常注意，补养更是如此。平时吃鹿肉、羊肉这些大补的食物就非常容易上火，更何况是人参、鹿茸呢？所以给孩子进补，我们一定要注意。除了这三类孩子，其他身体比较健康的孩子，冬天都不必进补。

但是，为什么我又说冬天适合孩子补养呢？这个补养和吃补品不是一个概念。传统养生之所以有秋冬进补的观念，是因为"秋收冬藏"，冬天是一个收藏、收纳的季节，根据天人相应的理论，人的身体在这个时期也是藏纳的时节。在这个时节，我们吃下去的食物中的营养最容易被吸收、储存。而且，在寒冷的冬季，人的胃口普遍要比夏天好，能够吃下更多东西，这也适合补养。

这就意味着，对于孩子来说，冬天是积蓄成长力量的时节。刚才我们讲过了，春天是孩子生长发育最旺盛的季节，而孩子生长所需的能量，来自冬天的积蓄。抓住冬天脾胃功能较为强健的时机，给春天的"萌发"积累能量，打下良好的基础，是每一个家长都可以为孩子做的事情。

那么，我们该怎样给孩子储备能量呢？首先当然是保证吃得均衡，蛋白质、脂肪、碳水化合物和各种微量元素、矿物质都要考虑到。在此基础上，可以适当多吃一些鱼、肉、禽、蛋及豆类食物，它们可以为孩子提供更多热量来抵御寒冷。

其次，孩子可以多喝一些营养丰富的汤。汤比较好消化，而且能够祛除寒气。比如苹果蜜枣瘦肉汤可以养阴润肺、益胃生津；南瓜大枣排骨汤能补中益气、补脾和胃、益气生津，都适合给孩子喝一些。还有香菇、银耳等菌类食物以及海带、紫菜等水产品做成的汤，有助于提高孩子的免疫力，可以预防感冒。

另外，和秋天一样，冬天同样是要注意养阴润燥的，尤其是长期待在空调、暖气房中的孩子，更要润燥。萝卜和冬瓜都能止咳化痰、润喉清嗓，如大白菜、圆白菜等时令蔬菜的维生素含量比较丰富，都要吃一些，不能挑食。

总体来说，在冬天孩子适合多吃的食物包括鸡、鸭、鱼、畜肉、蛋、奶等高蛋白、高脂肪的食物，以及香菇、黑木耳、银耳、板栗、黄豆、大枣、莲子、糯米、山药、桂圆和莲藕等温补的食物。对孩子来说，用大枣和桂圆做汤粥补养是非常合适的，所以我在这里也重点推荐一下。

第三章
疾病调理——孩子小病有"妙招儿"

有孩子的家长都知道养个孩子多不容易，头痛脑热、感冒咽痛、闹肚子，那简直太常见了。其实很多孩子常见的小病，不必总往医院跑。对于这些常见病，我们秉承的原则是能外治不要内服，能中医不要西医。大家只要学会一些管用的小妙招，用食疗、外洗、推拿等方法，就可以安全有效地帮孩子祛除病邪，帮家长解除烦恼。

孩子风寒感冒，关键是辛温解表

感冒这种自愈性疾病，我们中国人通常不把它当回事。我偶尔也会感冒，从来都不吃药，多喝水、多休息，过几天自己也就好了。但是，孩子的疾病和大人毕竟不一样，尤其是孩子特别容易高热，所以即便是感冒也不能掉以轻心，还是要认真对待。

在中医看来，感冒可以分为风寒感冒、风热感冒、暑湿感冒（胃肠感冒）、燥邪感冒（以干燥津液亏少为主的感冒）、虚人感冒(气虚感冒、阳虚感冒、阴虚感冒、血虚感冒）等。一般来说，春季多见风夹热感冒，夏季多见风夹湿感冒，秋季多见风兼燥邪感冒，冬季多见风夹寒感冒。但其中最常见的，还要数风寒感冒和风热感冒这两种。

我们先来看看什么是风寒感冒。既然名为风寒，起因自然是受寒了，一般都是吹风或受凉引起的，所以会比较怕冷怕风，要穿更多的衣服或者盖上厚被子才行。其他症状还包括头痛、脖子转动不灵活、浑身酸痛比较明显。孩子也会发热，但通常温度不是很高，一般也不出汗。鼻塞、流鼻涕是感冒的典型症状，风寒感冒也不例外，只是这种感冒流的是清鼻涕，咳嗽的痰也比较稀，而且是白色的，孩子舌苔往往是薄白的。

在秋冬季节，孩子刚刚感冒的时候，邪气还在浅表，如果家长能在这时候给孩子进行合适的调理措施，或者及时送去医院，感冒是很容易痊愈的。

在中医看来，这种外感疾病，主要是给邪气找出路，不管是发汗，还是吐痰，包括打喷嚏等，都是在把邪气往外赶。千万不要只顾治疗表面症状，而把邪气留在孩子体内。所以，如果你觉得孩子可能是受寒了，一有打喷嚏、轻微鼻塞、流清鼻涕、咳嗽的症状的时候，就尽快给他疏风散寒，一般效果都会非常好。

具体该怎么做呢？很多家里都会有一些常备的中成药。中成药不良反应小、疗效好，所以很受欢迎。可是中成药如果选得不对，是有可能延误病情的，所以给孩子用药我们一定要注意。比如风寒感冒，千万不要给孩子吃桑菊感冒片、银翘解毒片、羚翘解毒片、复方感冒片这些辛凉解表、清热解毒的药物，它们会让风寒感冒雪上加霜。

治疗风寒感冒，关键是辛温解表，而辛温解表的主要做法就是给孩子发汗。发汗大家应该不陌生，不管是洗桑拿还是热水泡脚、多穿衣服、盖厚被子、喝姜糖水等，都是常用的发汗良方。但是我们也要注意选择适合孩子的方法，比如体质比较弱的孩子，不建议用桑拿发汗。

对于囟门还没有闭合的小宝宝，在感冒初期刚刚发热的时候，家长可以把手洗干净，然后把双手搓热，用手掌扣在宝宝的囟门上方，或者把一块干净的热毛巾捂在囟门上。一般捂上20分钟左右，小宝宝的鼻尖就会出汗。每天做两三次，孩子的风寒感冒就能明显好转。

对于大一点的孩子，我们可以用下面这些小偏方，它们基本上都是既安全又好用的。

第一个是生姜红糖水。把生姜洗净切丝，放入保温杯中冲入沸水，加盖浸泡5分钟，加入红糖搅拌溶化就可以了。生姜可以发汗解表、温中止呕。红糖不仅可以调味，还能协同生姜一起发汗和胃。民间经常用这个方子防治淋雨受寒，它的祛散风寒的效果相当好。

如果在这道姜糖饮里面加一点紫苏叶，也就是把姜丝与紫苏叶、红糖一起泡水喝，就变成了姜糖苏叶饮，紫苏叶具有发散风寒、和胃止呕的效果，对于风寒感冒同时有胸闷呕吐现象的孩子效果最好。

第二个是葱白粥，也叫神仙粥。原材料是葱白、生姜、糯米、米醋，做法是把糯米洗干净以后放到锅里熬粥，等到粥快熬好的时候，加入捣烂的生姜、葱白还有米醋，搅拌均匀之后趁热吃，吃完之后最好不要来回跑动，可以让孩子盖上被子休息发汗。这道粥发散力强，可以很好地促进汗出，同时调和胃气。

这道粥还可以有很多变种，比如，去掉生姜，只用葱白、大米、米醋煮成的粥就是葱醋粥；加上香菜，变成用香菜、葱白、生姜、大米熬制而成，那就是香菜葱白粥。它们都有发汗退热的作用，对于刚刚得风寒感冒的孩子疗效很好。

除了这两类最常见的食疗方之外，我们还可以用紫苏叶水给孩子泡脚。紫苏的作用刚刚我们讲过了，不过它的味道孩子可能不喜欢，那么我们可以把它放在水里煮3分钟，或者泡在热水里，用紫苏水给孩子泡脚，等到孩子微微发汗的时候就可以了。在孩子刚刚感冒，还只是外感风寒的阶段，效果尤其好。

风热感冒，需要疏风解表，滋阴润肺

　　刚才我们讲了风寒感冒，天气寒冷的时候孩子容易被寒邪所伤，患上风寒感冒。那是不是风热感冒就专属于夏天呢？并不是这样的，在冬天，孩子还是有可能患上风热感冒的。而风热感冒，是所有感冒中最常见的类型。

　　在中医看来，六淫病邪，也就是风、寒、暑、湿、燥、火，它们都可以是引发感冒的病因。由于"风"是这六淫之首，所以它是感冒最主要的诱因。不管是风寒还是风热，都与风有关。除了风之外，每个季节还有自己的当令之气，比如春季主要是风，夏季是热，秋季是燥，冬季是寒。每个季节，我们都可能因为感受到这些病邪而感冒。

　　正常来说，风热感冒的确主要发生在夏季，但是在北方的冬季，由于家里普遍有暖气，室内温度比较高，空气湿度比较低，室内外温差大，一旦感受风寒后，寒邪可能很快就会在体内转化为热，最终成为风热感冒。所以，大家不能说，冬季就是风寒感冒，夏季就是风热感冒。

　　之所以要讲这些，是因为我曾经遇到过糊涂的家长，冬季时孩子

感冒了，他们想当然地以为一定是风寒感冒，给他吃风寒感冒颗粒，结果十天过去了，感冒已经转成肺炎了，不但不见好转，还越来越严重了，高热时断时续，咳嗽不止。仔细问过之后我断定，孩子之前感染的是风热感冒，因为病情一直被延误，这才造成严重后果。

所以，我们一定要分清楚感冒的类型才能给孩子调理。那么，风热感冒都有什么特点呢？最简单的办法就是看舌苔，如果孩子的舌苔是红黄色的，那就是风热感冒；如果舌苔是白色的，就是风寒感冒。

当然，我们还要结合风热感冒的其他典型表现来判断。比如，如果是风热感冒，孩子一般会高热，微微怕冷，咽喉肿痛。而且，喉咙通常是在感冒之前就先开始疼。风热感冒也会鼻塞、流鼻涕，但它流的不是清鼻涕，而是浓鼻涕，通常是黄色的。吐的痰也是黏稠的黄色，咳嗽的时候声音比较重，而且还容易口干舌燥想喝水。这些症状都可以帮我们判断孩子的感冒类型，但是因为孩子在感冒病程中会由风寒变为风热，还会出现寒热夹杂的症状，所以建议大家还是遵医嘱。

治疗风热感冒与治疗风寒感冒相反，最主要的原则是辛凉解表、清热解毒。但是，这清热也不是随便清的。在风热初起的时候，可以放心地用桑叶、菊花、薄荷等性味辛凉、具有疏散风热作用的药物或食物辛凉发汗。

风热感冒到了比较严重的阶段，或者孩子本身内热很重，就要用清热养阴的药物，因为风热感冒本身会使人体耗费很多津液。不能随意用苦寒清热等物，以免损伤脾胃、化燥耗阴，这样反而会让里热更加炽盛，加重病情。

一般来说，对于风热感冒，我们可以酌情服用感冒退热冲剂、板蓝根冲剂、桑菊感冒片、银翘解毒丸等药物治疗，千万不要用九味羌活丸、参苏理肺丸、通宣理肺丸等治疗风寒感冒的药物。

日常护理的时候，由于孩子耗费津液多，所以要多让他喝白开水，还可以喝梨汁滋阴。同时也要保持大便通畅，因为在五行中，肺和大肠都属于金，肺属阴在内，大肠为阳在外，它们一个负责运化空气，一个负责传导食物，两者相表里。所以，大肠经的邪气容易进入肺经，如果便秘，就会影响肺的健康，加重风热感冒的症状。

如果是3岁以上的孩子，而且是在感冒初期，精神还不错，我并不建议吃药，我们可以用一些小方子给孩子进行调理，效果一般都是不错的。

由于风热感冒一般会高热，建议大家可以用下面的方法帮孩子退热：一是毛巾热敷，一般在晚上睡觉前用毛巾热敷10分钟比较好。二是吸热蒸汽，大家可以在保温杯里装满开水，让孩子把鼻孔放在杯子上方深呼吸，大约10分钟，每天一次。一定要注意安全，小心孩子烫伤。

除了帮孩子退热之外，我们还可以选择一些既不伤津又可以清热的药物、食物给孩子进行食疗，比如苇根、荷叶、竹叶、桑叶等，效果都很不错。一般我都会向风热感冒的孩子家长推荐下面三款食疗方，大家也不妨一试。

第一个是夏桑菊凉茶。夏桑菊不是一种植物，它是三种植物的合称。我们可以取夏枯草10克、桑叶8克、菊花5克、甘草1克，用大火烧煮5分钟，也可以加冰糖调味。这些药材都可以在中药店买到，味道相对而言还比较容易接受。

第二个是薄荷粥。薄荷性辛凉，是常用的发散风热药。我们可以将鲜薄荷15克切碎，加100毫升左右的水捣烂，用纱布绞取汁液。然后用粳米煮粥，粥煮好以后，把薄荷汁加进去再煮沸，喝的时候，可以加一些白糖或者冰糖调味。

第三个也是凉茶。把金银花15克、菊花10克、茉莉花3克，一同放在保温杯里，加上开水闷泡10~15分钟，每天当茶喝。它能清热解毒，对风热感冒所致的喉咙疼痛、身体上火等症状疗效很好，容易上火的孩子平时也不妨喝一点。

孩子发热是常事，用中医辨证法护理

清代名医徐大椿所著的《医学源流论》有云："小儿纯阳之体，最宜清凉。"用通俗的话来解释就是，小孩子生长发育旺盛，就像"旭日东升"，体内阳气占据优势，易热、易发热、易惊风，一般少有寒、虚体质，即使是受了风寒，也容易入里化热。

因此，孩子发热是最常见不过的，在我的门诊中，来看发热的孩子也是最多的。如果说哪个孩子没发热过，那真是非常稀奇的一件事。

做了这么多年医生，我最常见到的一种情况就是：家长急匆匆地抱着发热的孩子来就医，张嘴第一句话就是："大夫您看看孩子这是怎么了，发热老不退，吃了退热药也不管用。"父母经常自作主张，不管是什么原因引起的，只要一发热，就给孩子吃退热药。没有辨清病因就滥用退热药，当然不管用！

中医几千年传承下来的宝贵经验就是辨证施治，即使到了医学如此发达的今天，也依然受用。不同证型表现不同，孩子发热时父母可以先观察一下，做到心中有数，不要病急乱投医。

　　中医把发热大致分为五个证型：表实热证、表虚热证、里热证、里实热证、虚热证。比较常见的就是表实热证、表虚热证。

　　什么是表实热证呢？就是由于外表受寒凉导致体内热量不能正常散发，就像被一层塑料膜包住，热量全都积聚在皮肤上，自然会发热。这种情况下，孩子通常会怕冷、浑身疼痛，但是又没有汗。父母可以注意观察一下，如果孩子的皮肤是干热的，基本可以判定为表实热证。这个时候让孩子把汗发出来是关键，可以用热敷、温水浴的方法来发汗降温，千万不要用冰敷，否则就把热量"堵在家门口"了，适得其反。

　　表虚热证，顾名思义，是和表实热证相反的。在我的门诊中，这种发热类型的孩子也不少。家长在跟我描述孩子病情的时候经常会说"孩子特别怕风，而且会出汗，明明什么都没吃，却一阵一阵地恶心干呕"。没错，这就是表虚热证的通常表现，是因为外表受风，皮肤过度开放散热，而内部的热量却不足，从而引起发热。对付这种发热，用中医术语就是要"固表调和"。在护理时，可以给孩子喂些热粥，用温毛巾把汗擦干，如果有条件的话，还可以将痱子粉敷在皮肤上。在医嘱中我还会特别强调，不要给孩子热敷、酒精擦或冰敷。

　　幼儿的发热，除了病理性发热，实际上还有一种生理性发热。《诸病源候论》里有一个观点叫"小儿变蒸"，就是孩子（尤其是不到2岁的孩子）由于生长发育旺盛，其血脉、筋骨、脏腑、气血、神志等各个方面都在不断地变异，蒸蒸日上。每隔一段时间就有一些变化，并且还可表现出一些症状，如发热、烦吵、出汗等，但无病态，这是幼儿精神、形体阶段性生长发育的一种生理现象。这种情况下的发热是不需要处理的。

　　举个例子，夏天孩子在外面疯玩，回到家的时候，父母一看孩子满头大汗，脸发红，身体发热，测量显示孩子体温37℃多，很多父母就着急了，觉得孩子一定是发热生病了。其实并不是这样，你让他喝点水，好好休息，过一会儿，等他脸不红了再测一遍体温，这个时候温度可能就降下去了，实际上这种发热就是生理性发热，是孩子在外面玩时积攒的热，只需要慢慢排解出去即可。

细心的父母可以观察一下，如果孩子发热的时候还是很有精神，吃喝玩乐都不耽误，按照古人的方法摸摸孩子的耳朵、屁股、脚，如果都是凉的，再看一下口腔里边，有些小白点（变蒸珠）的话，就证明孩子正在蒸腾、发育。这个时候父母真的没有必要惊慌失措，更不要随便给孩子吃药，如果给孩子吃一些寒凉性的药物，尤其是抗生素药物，还很有可能会抑制孩子的生长发育，让孩子长不高。

在这里我想要提醒家长的是，孩子生病时家长焦急，这种心情我是非常理解的，但是不管大家多着急，在给孩子退热的时候，最好都不要中西医结合。这根本就是两个不同的治疗体系。如果你已经给孩子输液退热，那就不要再喝姜糖水了。为什么？大家自己想想，输液退热是想办法给身体降温，喝姜糖水是想办法给孩子升温发汗。这一边升一边降的，你让身体怎么办呢？它只会降低双方的疗效。

积食先别着急吃药，健脾推拿助消化

家里有孩子的人，对积食应该都不陌生，因为孩子积食太常见了。每到节假日后，儿科的小患者里，因为积食出现各种症状的，至少要有三成。有的孩子是因为吃的东西过多，有的孩子是由于吃的东西太杂，脾胃突然就受不了了。

《黄帝内经·素问》里说："饮食自倍，肠胃乃伤。"这句话堪称经典，尤其是孩子还在成长发育，脾胃功能虚弱，消化能力不像成年人那样强。可能家长吃大半个奶油蛋糕都没问题，孩子吃一小块儿就积食了。

一般来说，孩子积食都是因为油腻厚味的食物吃得太多，超出了脾胃的运化能力。吃进去的食物消化不了，就积聚在肠胃里，导致气滞不行。于是，孩子就可能没胃口、肚子胀疼、腹胀、便秘、烦躁易哭、夜卧不安，甚至免疫力低下、经常感冒咳嗽等。

当然，积食也有很多种。有的孩子什么都不想吃，那是积在胃了；有的孩子很能吃但是不会胖，这是积在脾了。不管积在哪里，我们都得想办法消食化积、理气行滞。别看积食不是什么大毛病，但时间长了，可能会出现严重的营养障碍，影响孩子的生长发育。

前些天，一对父母满脸愁容地带着孩子来找我，说孩子发热好几天了，去医院做了各种检查，医生说检查结果没问题。可孩子就是高热不退，吃了退热药也只能管几小时，药效一过温度就又上来了，问我这是怎么回事呢。

我给孩子把了脉，仔细询问了情况，最后诊断是积食。因为孩子的舌苔比较厚，发黄，嘴巴里有异味。而且据这对小夫妻讲，平时孩子想吃什么，他们就给他吃什么，想吃多少就吃多少。吃得越多，他们越高兴。

在此我想提醒广大家长，这种心理是要不得的，孩子不懂节制，看到喜欢的东西就吃个没完，家长这时候要监督制止，这是在保护孩子。如果你宠爱孩子，他喜欢吃什么就让他吃个够，那反而是在伤害他。这对父母就是这样，孩子脾胃受损，所以一着凉就高热不退。

如果孩子的积食比较严重，我会建议大家找医生来处理，因为孩子长期积食，脾胃功能可能受损，除了消掉积食之外，还需要调养脾胃。就像这个孩子，我除了给他开鸡内金等消食导滞的药，还加了滋补脾胃的药。

如果孩子积食不严重，大家可以自己处理，糖炒山楂和山药米粥都是不错的选择。糖炒山楂对于孩子吃肉过多引起的积食效果很好。做法也很简单，取一点红糖，如果孩子发热，可以把红糖换成白糖或冰糖，把糖用小火炒化以后，加入去核的山楂再炒五六分钟就可以了。每顿饭后让孩子吃一点，酸酸甜甜的，既开胃又消食。

至于山药米粥，它的主要作用是调补脾胃。如果孩子因为长期积食，变成面黄肌瘦的样子，我们可以经常给孩子熬点山药米粥喝，可以滋阴养液，对脾胃会有比较好的调理作用。

除了食疗，我再给大家推荐两种安全、无不良反应的中医保健手法，对治疗孩子积食也特别有效。

第一种是摩腹，简单来说就是揉肚子。把除了拇指之外的其他四根手指并拢放在孩子肚子上，然后轻轻地揉动。不过这揉动也是有讲究的，先顺时针36次，再逆时针9次。顺揉为清，逆揉为补，清补结合，对孩子的肠胃非常好。一般来说，揉上半小时就可以了。

第二种是捏脊。你可以让孩子坐直低下头，能摸到他脖子后面有一处高高鼓起来的棘突，那是大椎穴，记住这个位置。然后让孩子趴在床上，从龟尾穴（尾骨下，尾骨尖端与肛门连线的中点）开始，沿着脊柱，用食指和拇指，把脊柱两旁的皮肤捏起来。

需要注意的是，两只手要交替进行，确保被捏起来的皮肤不能松掉。两只手就这样交替往上推动，一直到大椎穴。如此反复捏4遍之后，再反过来由上向下捏6遍，每天捏一次就可以。由于孩子皮肤比较嫩，家长捏的时候要注意力度，更不要留长指甲。

虽然这些保健手法和食疗方都可以很好地化解积食，但从日常饮食入手，避免积食的产生才是解决积食的根本方法。

俗话说"要想小儿安，三分饥和寒"，这句古话是非常有道理的。如果不想让孩子生病，那么我们还是不要让他吃太饱。过多的营养如果不能被吸收，就会变成脾胃的负担，从而伤害孩子的身体，这一定不是家长们想看到的结果。

腹泻不能一概而论，要分型而治

要说起孩子最常见、最容易得的病，大概就是感冒、发热、闹肚子了，无论谁家的孩子，几乎都躲不开这几样。所以，孩子闹肚子，家长估计都不陌生。

的确，在谁看来腹泻都不算是太大的病，但是我们也不可以不重视它。如果不想让孩子多受罪，我们可以多掌握一些基本的医疗常识，有些疾病可以自己处理，在刚有症状的时候就把它扼杀在萌芽状态。

那么，孩子腹泻的时候，我们通常可以采取哪些措施呢？这要先从分辨腹泻的类型做起，找到根源，才能对症下药、寻找对策。不过，这还真不是件容易的事，因为孩子腹泻的具体病因非常多，哪怕一丁点儿小事都可能导致发病。所以，这就更不能过度依赖医生了，家长需要足够细心，时刻关心孩子，才能迅速找准病因。

中医把孩子腹泻的原因归纳成三大类四小类，分别是感受外邪型（包括风寒型、湿热型）、内伤饮食型和脾胃虚弱型，下面我们一一来看。

第一类是感受外邪。前面我们讲过了，风、寒、暑、湿、燥、火这六种病邪都有可能让我们生病，孩子的脏腑又比较娇嫩，更容易受到这些病邪的侵袭。

大家在日常生活中也能感觉到，孩子肚子着凉了就会腹泻，吃了生冷的东西也会腹泻，这其实都是寒邪引起的风寒型腹泻。它的主要表现是大便稀薄如泡沫状、颜色比较淡也不太臭，同时伴随着肠鸣腹痛，或伴有发热、鼻塞流涕等症状。对于风寒型腹泻，治疗的关键是疏风散寒、化湿和中。

比如，可以适当服用一些藿香正气软胶囊，或者外用小儿敷脐止泻散，效果都不错。我们还可以用绿茶、干姜丝各3克开水冲泡，制成姜茶饮。也可以熬制糯米苍白术粥，做法是将糯米30克略炒一下，将白术12克、苍术6克用开水煮15分钟去渣取汁，把汁液加到糯米里一起煮粥。

除了风邪寒邪，常常让孩子闹肚子的原因还有暑邪湿邪，这种湿热型腹泻，表现出来的症状是急迫而量多的大便，水分比较多，有时候甚至如水注，大便颜色深黄或者草绿色，而且秽臭，或者有泡沫。孩子的肚子有时候会觉得痛。这时候可以选用清热化湿、止痛止泻的中药治疗。

食疗方面，我们可以给孩子喝乌梅汤，做法是用乌梅10枚，加水500毫升煎汤，然后加一点儿红糖每天当茶喝。还可以喝橘枣茶，做法是把10枚洗净的大枣放铁锅里炒焦，然后和干净的橘皮10克一起放保温杯里用开水泡10分钟，饭后当茶喝。

第二类是内伤饮食。孩子饮食出问题易致脾胃受损，运化失职，比如孩子积食就可能会腹泻。一般来说，内伤饮食导致的腹泻，常常伴有腹胀腹痛，孩子常常便前哭闹，大便如同蛋花状、酸臭，还常常会有口臭症状。而且孩子食欲往往不好，晚上睡觉也不安稳。

对于这种腹泻，在节制饮食的同时，我们要帮孩子去积消食，帮助脾胃消化。食疗方我一般会推荐山楂神曲粥，它能健脾和胃，消食导滞。我们需要先准备山楂50克，神曲15克，粳米30克。先用纱布将山楂、神曲包好，加适量水，煎煮半小时后去掉药渣。把去掉药渣的药汤和粳米一起煮粥，煮好之后可以加点白糖调味。

第三类是脾胃虚弱。如果孩子因为种种原因伤及脾胃，导致脾气不足，不能很好地运化水谷，导致水湿滞留，就会时不时地出现腹泻。其实在这三大类中，脾胃虚弱才是孩子腹泻的根本原因，外感和内伤饮食都只是诱因，是发病的导火索。

如果孩子久病久泻，或者平常身体虚弱，比较容易腹泻，很可能就是这种脾虚腹泻。它的表现是孩子往往面色发黄或发白、疲倦无力，大便稀溏、色淡不臭、时轻时重，而且常常反复发作。治疗原则是健脾益气、理气化湿。

一般来说，除了栗子汤、胡萝卜汤，食疗方我建议大家用茯苓大枣粥。原料是茯苓粉30克，大枣15克，粳米30克。做法是把大枣去核切碎，然后跟粳米、茯苓粉一起煮成粥就可以。或者我们也可以把糯米略炒一下，加上山药一起煮粥，粥熟了以后加一点儿胡椒末和白糖调味，这就是糯米固肠汤，适合脾胃虚寒型腹泻。

只要我们足够细心，就能够判断出孩子腹泻的类型，找准病因并且辨证施治，家长们也不必再为此烦恼了。但是，如果孩子的大便颜色呈现黑色，或者如同果酱状，或者腹痛明显并且伴随呕吐，最好还是去医院就诊，自己不要轻易下结论、开药方。

便秘的根儿在脾胃弱，要脾胃同补

便秘与腹泻是一个问题的两个极端，但都是孩子身上常见的毛病。不过我们先要澄清一个问题，对于孩子便秘来说，大便的形状比频率更重要。比如，如果孩子几天没有大便，可排出的大便仍然成形，不干不硬，颜色也正常，我们就不必太担心；但如果孩子排便间隔比较久，排出来的大便又干又硬，那肯定是便秘；如果孩子天天排便，可是大便是干硬的球状、羊粪似的，那也是便秘。

其实便秘在成年人身上也一样常见，只是与成年人相比，孩子认识能力不够强，不知道定时排便的重要性，便秘之后对于排便也容易心生恐惧，所以容易让情况恶化。

比如，有一个小女孩，4岁了，从断奶之后就经常性便秘，一开始家长没注意，发现以后就用开塞露塞肛门，给孩子喝益生菌。倒是也挺管用，可是不敢停，一停就又便秘了。结果后来小女孩都害怕了，一排便就躲起来，不让大人在身边。可是妈妈发现她便秘越来越严重，都开始便血了。

这种现象并不罕见，我在很多孩子身上都见过。孩子便秘的时候，很多家长只是治标不治本，开塞露并不能解决根本问题。其实除了肛裂、先天性巨结肠、结肠冗长症等器质性便秘之外，绝大多数孩子便秘都是饮食出问题了。可能是积食，也可能是饮食结构不合理。这些原因导致大便干结，排便疼痛，于是有些孩子就开始害怕排便，有了便意就憋着，实在憋不住了才拉一点点。而憋便会导致粪便在直肠里存留过久，水分被吸收，变得更加干硬，排便更加困难，恶性循环就这样形成了。

对于孩子便秘这件事，家长不要急着给他们用药，首先要分析原因。因为孩子的胃肠功能发育还不完善，用药物进行通便只能暂时缓解，但是却很容易导致胃肠功能紊乱，从便秘变腹泻，这种情况我也经常遇见。

虽然导致孩子便秘的原因很多，比如厌食、积食、饮食结构不合理等，但中医认为，主因都是脾胃虚弱，具体来说是"胃实不降"或"脾虚不升"。脾胃是我们身体的后天之本，气血生化之源。其中，胃是主降浊的，要把初步消化之后剩下来的物质往下传送到肠内；而脾是主升清的，要把消化之后产生的水谷精微之气输送到全身各处。

如果脾胃升降有序，那么脾胃功能就是正常的。但如果吃下去的食物没有及时消化，腐败化热，会造成胃实不降。如果消化能力比较弱，胃肠蠕动缓慢，会造成脾虚不升。两者出现任意一种，都会导致便秘。

所以，根据主要病因，中医把小儿便秘分成实热、阴虚、积食三种。其中，实热便秘是最常见的类型，胃肠积热不降，孩子就会大便干结、腹胀腹痛、尿色黄、面色红、口干口臭、烦躁哭闹、舌苔黄厚等，这时候关键是清热、润肠、通便。

阴虚便秘主要是因为各种其他疾病伤及津液，主要表现是大便干燥、手足心热、咽干口渴、烦躁易哭闹、舌红少苔或者地图舌，治疗的关键是滋阴、润肠、通便。

积食引起的便秘，主要是吃得太多，或者吃肉太多，导致脾胃受损，所以出现积食便秘，主要表现是便秘腹胀、食欲缺乏、经常打嗝或时常呕吐、舌苔厚腻，我们需要消积、健脾、通便。

由于脾胃互为表里，两者是相互影响的，如果不能兼顾，很容易导致便秘反复发作。所以，便秘的根本治疗方法就是脾胃同补。

首先对于便秘严重的孩子，可以选择一些常用中成药。大家判断一下，如果是胃实便秘，可以用小儿化食丸、王氏保赤丸等。如果是脾虚便秘，可以用健脾消食丸、健儿消食口服液等。

食疗方面，要多吃一些新鲜蔬菜，它们富含膳食纤维，能帮助孩子排便。我们还可以试试给孩子喝点杏仁露，它有降肺气、通大肠的作用。大一点的孩子也可以吃炒黄豆，因为黄豆能增加胃肠蠕动，促进排气、排便。

如果孩子排便疼痛，不建议大家用开塞露，免得产生依赖性。我们可以用麻油替代，麻油有润燥、解毒、止痛、消肿的功效，安全又方便。

除了吃药和食疗之外，治疗便秘还有物理疗法，一个是泡脚，另一个是按摩。大家可以将番泻叶20克放入大约1000毫升的水中煮10分钟，等到温度适宜以后泡脚，每次20分钟左右，每天晚上睡前泡一泡。需要提醒大家的是，番泻叶是一种刺激性泻药，虽然也可以直接熬水喝，但它是一味猛药，不建议给孩子服用，但是用它泡脚还是可以的。

与积食一样，给孩子按摩腹部可以有效缓解便秘。最简单的办法就是在腹部打圈按摩。具体做法是让孩子躺下，家长洗干净双手之后搓热，或者将双手放在热水里泡一下再去给孩子按摩，总之不要用冰凉的双手去触碰孩子的肚子。用温热的掌心从孩子腹部左上方开始，顺时针缓缓打圈按摩10分钟左右，可以在孩子睡前、醒后，每天两次，这样做能够有效促进肠道蠕动。

除了打圈按摩腹部，还可以按摩肚脐旁边的天枢穴。天枢穴有两个，以肚脐为对称点，分别位于肚脐左右两寸，大约肚脐左右三指宽的地方。我们可以每天帮孩子或者让孩子自己用手指按摩天枢穴5分钟，能很好地促进肠道蠕动，促进排便。

厌食没胃口，试试中医按摩法

厌食严格来说也不算一种病，它只是一种症状，孩子可能因为种种原因出现食欲不振的症状。需要说明的是，有些情况不属于厌食。比如孩子感冒发热以后胃口不好，或者前几天吃多了，这种暂时性的没胃口，并不是厌食症。真的厌食症，是指孩子至少连着有一个月的时间都不爱吃饭。

比如，有一个男孩子叫宽宽，刚读幼儿园中班，可是已经厌食一年多了。我见到他的时候，他面色黄白，又瘦又小，浑身肌肉松软。妈妈说他经常感冒，爱出虚汗。我问了问，他平时不爱吃饭，也不爱喝水，别的孩子都喜欢的糖果他也不感兴趣，时不时就吵着肚子疼，还经常便秘。我看了看他口唇干红、舌头也红，表面光滑没舌苔。这种症状，是脾胃津液损伤的表现，需要开胃助运、滋阴健脾。

不过，像宽宽这样患有真正厌食症的患者并不多。这种长时间的厌食，会影响孩子的生长发育和免疫力，需要请有经验的大夫用药。来找我看门诊的，大都是暂时出现厌食的孩子。很多孩子不爱吃饭，一到吃饭时家长就犯愁，变着花样做菜只求孩子多吃几口，但孩子就是不买账。

对于孩子厌食的问题，关键还要寻找原因，比如，消化不良会让孩子没胃口，贫血等慢性病会让孩子没胃口，心理压力大也会让孩子没胃口……我们先要弄清楚原因，才能从根源上解决厌食问题。

一般来说，厌食都与脾胃有关。中医认为孩子脏腑娇嫩，"脾常不足"，所以很容易出现脾胃虚弱的情况。大家可以遵医嘱吃一些中成药调理脾胃，也可以通过食疗慢慢调理，这里我给大家推荐的是推拿按摩，它对孩子的厌食来说是很好的疗法，安全有效。

首选是补脾土。脾土穴位于拇指桡侧面。我们可以沿着拇指桡侧缘，从指尖向指根顺时针旋推，连续100～300次就可以。大家要注意，顺时针推或向心直推的时候是补，名叫"补脾土"，如果是逆时针或离心直推的话，那就是"清脾土"了。由于孩子的脾脏太过娇嫩，所以一般多用补，很少用清。这样补脾土，可以健脾胃、除湿热，帮助孩子改善厌食症状。

第二个是揉脾俞。脾俞位于人体的背部，在背阔肌、最长肌和髂肋肌之间，第11胸椎棘突下，旁开1.5寸。这个穴位对于脾胃疾病大都有效，我们可以用拇指或中指轻轻点揉此穴10～50次，这样做可以调理脾气，治疗积食等问题。

第三个是揉胃俞。胃俞位于脊柱区，第12胸椎棘突下，后正中线旁开1.5寸。它主治各种胃疾、多食善饥、身体消瘦等。我们可以用拇指或中指点揉此穴10～50次。

第四个是掐揉四横纹。四横纹在每只手上都有四个，它指的是食、中、无名、小指掌面第一指间关节的横纹。我们可以按照从食指纹到小指纹的顺序，掐揉四横纹3～5次。每揉3次就掐1下，这算是掐揉1次。这样做可以理中行气、化积消胀。

第五个是运内八卦。内八卦这个穴位在手掌面，掌心的周边。我们以掌心的劳宫穴为圆心，以圆心至中指根横纹内2/3和外1/3交界点为半径，画一个圆，八卦穴就在这个圆周上，分为乾宫、坎宫、艮宫、震宫、巽宫、离宫、坤宫、兑宫。

内八卦可以顺运，也可以逆运，但是对于厌食，我推荐大家逆运。我们可以用右手食指、中指夹住孩子拇指，然后用拇指自兑宫起，至乾宫止，这叫作逆运内八卦。可以运300～500次，能够理气宽胸、顺气化痰、消宿食、调和五脏。一般来说，我们多用孩子的左手推拿，右手当然也可以，只是注意方向不要弄错。

上面给大家介绍了一些治疗孩子厌食的推拿方法，其实即便是健康的孩子也可做。中医有"四季脾旺不受邪"的说法，意思是说，如果脾脏功能强盛，一年四季都不容易生病，所以健脾对孩子的身体健康还是非常重要的。

湿疹多因先天不足，夏枯草外洗效果好

几乎每个医院的皮肤科里，只要是1岁以内的小婴儿，大约八成都是去看湿疹的。尤其是刚出生几周的孩子，最容易起湿疹。所以说，孩子长湿疹其实很正常，它是婴儿适应外界环境的一种自然免疫过程。大部分孩子都要过湿疹这一关，只是轻重程度不同罢了。

轻一点的湿疹，大家不要太担心，不需要用药，注意日常生活护理就可以。由于出湿疹，孩子的皮肤变得非常敏感，就不要刺激皮肤了。太干、太湿、太热、太晒都不行，所以我们要注意防晒，也要注意空气的湿度。有的家长会觉得宝宝有皮肤病了不能洗澡，这是不对的，清洁工作一定要做好，可以给孩子用温水勤洗澡，但只用清水就可以。

即便是稍微严重一点的湿疹，也不用太担心，我们也可以自己处理。中医认为，风、湿、热三邪是湿疹的主要致病因素，尤其是先天不足或者过敏性体质的孩子，湿疹往往会比较严重，我们可以用食疗和药汁清洗一起来赶走病邪。

我们先来看食疗，在饮食上，食物应该清淡有营养，暂时不要吃

海鲜等发物和生冷辛辣的食物，可以适当多吃一些清热解毒、利湿的食物，哺乳期的产妇也不宜过食辛辣香燥、鱼虾、牛羊肉等食物。下面的几种粥品，可以非常方便地帮我们预防或者治疗湿疹，而且给小宝宝吃也很安全。

荷叶粥。我们可以用粳米正常煮粥，等到粥快熟的时候，用一张洗干净的新鲜荷叶盖在粥上，再微煮片刻。等到揭去荷叶，你会发现粥变成了淡绿色，加一点糖调味就可以喝了。它能清暑热、利水湿。

薏米粥。薏米药食两用，利水健脾、除痹清热的功效非常明显。我们可以用薏米50克，与平时煮粥一样熬煮，等到快熟的时候加一点砂糖、桂花调味就可以了。当然，孩子如果不排斥薏米的味道，也可以不加糖。它有清热利湿、健脾和中的作用，但消化功能不好的孩子也不应多吃。

绿豆百合汤。这道汤可以清热、利水解毒。做法是用百合、绿豆各30克，加水一起煮至绿豆烂熟，用白糖调味即可。不过绿豆性凉，脾胃虚寒的孩子还是不要吃了。

除了食物之外，由于湿疹是表现在皮肤上的，我们还可以直接用药汁清洗，效果也非常好。其中首选应该属夏枯草了。夏枯草能清肝明目、解毒消肿，对祛除湿疹效果极好。我们只需要将150～200克夏枯草，放入2500～3000毫升水中煮沸10～15分钟，去掉渣，把汤汁倒入容器中冷却到38～41℃。然后，用消毒小方巾蘸着药液，在孩子长湿疹的部位轻轻擦洗就可以。

除了夏枯草之外，金银花的退疹效果也比较明显。用金银花水给宝宝洗脸、洗身子，还可以预防湿疹。虽然金银花可以直接饮用，用来清热散风解毒，但是为了不让孩子胃肠道内正常菌群失调，所以不建议给太小的孩子饮用，还是外用擦洗比较好。

另外，除了用药汁擦洗，我们还可以去中药店买一点土茯苓，把它研成很细的粉末外敷在长湿疹的地方，每天3～4次，效果也不错。

但是，如果孩子一开始长湿疹的时候家长没有重视，等到已经变成重度湿疹，比如有大片红斑、脱屑、渗出，这时候就应该去医院就诊，在医生指导下进行治疗。

肺脾失调长痱子，宜祛湿清热

作为幼儿夏天最常见的皮肤急性炎症，家长对痱子应该都不陌生。虽然大人也有可能会长，但基本上还是3岁以下的小宝宝长得最多，尤其是胖宝宝。虽说大家也知道痱子不是什么要命的疾病，可是孩子瘙痒难耐，不停抓挠，晚上睡觉也烦躁不安，哭闹不停，着实让家长揪心。

临床上，痱子大致可以分为红痱、白痱、脓痱，其中白痱最轻，脓痱最重，红痱最为常见。需要提醒大家的是，别把痱子和湿疹混淆了。湿疹是一年四季都有可能长的，但痱子只会在夏天长。湿疹刚开始长的时候皮肤发红，上面有针头大小的红色丘疹；而痱子实际上是汗腺的轻度发炎，所以它一般喜欢在汗多的部位长。

不管是哪种类型的痱子，中医认为都与湿邪、热邪有关。宋徽宗时期太医院编写的《圣济总录》里指出，痱子是由暑湿蕴蒸，汗泄不畅所致。那为什么专门喜欢找上小宝宝呢？因为小儿卫气不足，出汗较多，如果肌表失护，暑湿之邪浸渍肌肤，就成为痱子。

当然，湿邪、热邪犯于体表，只能说是致病的外在诱因，这些病邪之所以能攻破皮肤的防线，还是因为孩子本身肺脾功能失调。在炎热的天气里，我们脾胃中的湿热需要通过肺气宣发，一旦肺气宣发不利，就会瘀阻在体表，导致湿热无法顺利排出，孩子就会起痱子。所以，预防痱子的根本措施，还是忌食寒凉，保护孩子的肺脾功能。

至于痱子的治疗，应该以祛湿清热为主。由于清热治痱子的中药味道一般比较苦，孩子不易接受，而且痱子是表现在皮肤上的疾病，所以建议大家采用外治、推拿和食疗相结合的方法。

饮食方面，我们可以适当地给孩子食用一些具有解暑清热作用的果蔬。比如冬瓜饮、大枣绿豆汤、竹叶芦根水等都可以。长痱子期间要忌食辛辣刺激之物，可以适当地吃肉，但不能贪多，以免滋生内热。

外洗是最直接也是见效最快的方法，可以选用的药物有很多，一般来说，比较重的痱子，我都会建议家长用金银花50克、菊花30克、薄荷15克煮水，或者用开水冲泡后，去药留汁，等到水温合适的时候给孩子洗浴，每天1～2次。金银花、菊花和薄荷这些清凉之物有消肿散湿的作用，对缓解痱子很有帮助。

除了用中药外洗以外，日常生活中也有很多食物可以去痱子。比如苦瓜汁。苦瓜有清热解暑的功效，对痱子也有一定的功效。我们可以把苦瓜汁涂在长痱子的地方进行清热解毒。除了苦瓜汁之外，还可以用黄瓜汁、西瓜皮汁。另外，由于食盐有杀菌的作用，所以也可把食盐和温水按照1∶100的比例制成温盐水，给孩子轻轻擦洗。

在外洗的同时，我们还可以结合中医推拿，帮助调理脾胃，助运化湿。除了前面"积食"部分讲过的"摩腹"以外，最常用的办法还有"清天河水"，它的作用是去热。"天河"是一个穴位的名字，位置在前臂内侧正中，从总筋至洪池，成一条直线。从腕横纹开始推到肘横纹，就叫作清天河水。

　　具体做法是把食指和中指并拢，从前臂腕横纹的中点，沿着直线，往肘横纹中点推去。每天推100～200次，可以治疗心经热盛、口渴咽干等热证，帮孩子清火。

　　当然，在进行这些调理的同时，我们还要注意给孩子做好其他护理工作，比如及时擦汗、穿上宽松柔软的棉质衣服、不要长时间吹空调、涂抹合适的护肤品等。在这里也提醒大家一句，不建议给孩子用爽身粉。因为它只有吸湿润滑、收敛的作用，不能治本。对于症状轻的痱子会有一定作用，但对于湿热体质或症状较重的孩子，反而可能堵塞毛孔，让痱子更严重。

　　一般来说，只要我们认真护理，痱子很快都可以消去。但是，如果痱子局部化脓，生成热疖，或者经过一般药物洗浴不能缓解症状，还是应该及时去医院就诊，以免脓液渗出，造成严重后果。

咳嗽分寒热，辨清证型，食疗调养

严格来说，咳嗽不是一种病，而是一种症状，是身体抱恙的一种外在表现。对于我们成年人来说，咳嗽是排除体内异物的有效方式，我们偶尔还可以主动咳嗽来清肺。但是孩子肯定不会无缘无故地咳嗽，它作为一种信号，需要引起我们的重视。

中医认为，孩子咳嗽可以分为外感咳嗽和内伤咳嗽两类，而外感咳嗽又分风寒咳嗽和风热咳嗽两类，内伤咳嗽多是由痰多稠黏引起的痰咳和肺虚咳嗽。不同类型的咳嗽在用药上是完全不同的，我们千万不能试图靠一种止咳药搞定所有的咳嗽。

临床上我也遇到不少这种情况。比如，有一位叫彤彤的小朋友，我见到她的时候，她已经咳得声音嘶哑了。原来她前几天感冒了，感冒好得差不多了就开始咳嗽，同时还伴有黄痰。妈妈看家里还有百日咳糖浆，就给孩子喝了。可是这咳嗽总也不见好，反倒有越来越严重的趋势。

这就是典型的吃错药。孩子的咳嗽明显是由风热感冒引起的，而百日咳糖浆的药性是偏温的，适合于风寒咳嗽，给风热咳嗽的孩子吃，那无异于火上浇油。

所以，无论是给孩子服药还是食疗，我们都要先弄清证型。孩子咳嗽，大都是外感咳嗽，所以我们关键是要分清寒热。而这寒热，是由孩子体质与邪气性质决定的。比如，秋冬寒冷易受寒，春夏天热易化热。孩子身体壮实爱吃肉容易向热发展，孩子脾胃虚弱、平时总闹肚子，就容易向寒发展。

一般来说，风热咳嗽的痰大都稠黄，鼻涕也呈黄色，还会有喉咙疼痛、身热有汗、鼻热如火的症状，治疗的时候应该清热化痰，祛风止咳；而风寒咳嗽的痰稀白，鼻涕比较清，还会头痛发热、怕冷无汗，治疗的时候应该祛风散寒，宣肺止咳。最简单的方法是看舌苔，舌苔白腻而润是寒性的咳嗽，而舌红、苔黄而燥是热性的咳嗽。当然，有的咳嗽比较复杂，寒热性质难辨，需及时去医院就诊。

对于风寒咳嗽来说，关键是祛风散寒，我们可以给孩子泡脚，然后食用一些食疗方，这里我推荐姜蛋和烤橘子。

姜蛋的做法是取200克生姜，去皮剁碎，不要放油，把碎姜末放在锅里炒至半干，然后加少量油翻炒，再放入1个打散的鸡蛋，放入适量清水盖上锅盖慢火煎熟即可。生姜发散、止咳的功效显著，这道姜蛋对于喉咙痒的风寒咳嗽效果很好。

如果孩子不接受姜蛋的味道，还可以给他吃烤橘子。大家可以用筷子扎一个新鲜的橘子在煤气上用中火烤，接触火的地方很快会变黑，这时候就赶紧转动橘子烤别的地方，等橘子全黑就可以关火。等到不烫的时候剥皮，让孩子吃橘子肉。一天两次，一次一个。大家知道橘皮是一味和中理气、化痰止咳的中药，这样烤出来的橘子，对于喉痒痰多的风寒咳嗽效果也很好。

对于风热咳嗽，就可以采用经典的川贝炖梨来赶走热邪了。建议大家选择雪梨，因为雪梨滋阴润肺，可以去除肺燥肺热。把雪梨的上端切开，挖去梨核，放入3克左右的川贝粉，再把切下来的雪梨盖上，把一整只梨放在碗里，放入蒸锅隔水蒸30分钟左右，然后吃梨喝汤就可以。川贝性凉，有润肺止咳、化痰平喘的作用，炖好的梨子不仅润燥，而且味道香甜，孩子会比较喜欢吃。

需要提醒大家的是，不管哪种咳嗽，孩子正在咳嗽的时候，都要多喝温开水，尽量不要吃过多的甜食。因为甜为甘，甘属土味，与脾相对应，所以脾最喜甜味。但是，脾是生痰之源，甜食吃多了并不能滋养脾脏，反而会化生为痰，让咳嗽的症状加重。不过，性味平和的水果还是可以吃一些的。

手足口病要根据病程分阶段调理

　　手足口病也是一种常见的儿童病，虽然它通常不严重，几乎所有孩子都不需要治疗，一周左右就可以自我康复。但是，能做到眼睁睁看着孩子受罪，让它自己慢慢恢复的家长毕竟还是少数，我们还是会尽量采取措施减少孩子的痛苦。

　　临床上导致手足口病加重的原因，往往是滥用抗生素和退热药。本身这种病不算严重，虽然有极少数手足口病的孩子会并发无菌性或病毒性脑膜炎，但轻度脑炎也是可以自愈的。可是如果滥用药物，反而会加重病情，这一点需要引起广大家长重视。

　　有一些家长太心疼孩子，来就诊的时候我明明交代他们别随意用抗生素，可是他们就是不听。有一位妈妈是这样解释原因的："我看见孩子满嘴巴的疮口，疼得他什么东西都不能吃，真是心疼啊。而且幼儿园老师说这是非常容易传染的流行病，也不让孩子去上学了，我着急啊。"

　　这种心情可以理解，但好心也会办坏事，手足口病的病原体是病毒，而抗生素是用来杀灭细菌的，且不说没什么效果，还可能导致孩子身体内的菌群紊乱，出现腹泻等症状，最后受苦的还是孩子。所以，大家记得，孩子得手足口病的时候，一定不要滥用抗生素。

既然是手足口病，就说明这三处部位都有症状表现。一般来说，患这种病的孩子，口腔内的黏膜，或者舌头上会有一处或多处糜烂性的红点或溃疡；双手掌、双足掌侧面包括边缘有红疹或红疹上面起白疱疹，疱疹周围有红晕。手足口病最典型的症状就是疱疹伴随发热，当然也有一些患者不发热。

在中医看来，手足口病属于"温病"范畴，由湿热疫毒感染所致。当湿热之邪伤及肺脾两脏时，造成肺卫不固，或者毒邪蕴积于脾，使脾主四肢及开窍于口的功能失调，就出现了各种症状。治疗过程中，需要根据疾病发展的不同阶段来辨证用药，而且主要是以局部外治为主。

在疾病发作的前两天，主要表现是口咽部、手部、足部皮肤出现疱疹，同时有发热、头痛、咳嗽、鼻塞流涕等症状，需要宣肺解表、清热化湿，让病邪和热毒得以发散。中医常用的方药是甘露消毒丹加减，我们自己在家可以用连翘、金银花、蒲公英、板蓝根、大青叶等清热解毒的药物熬水，给孩子清洗患处。

食疗方面，可以喝一些清热利湿、除烦安神的竹叶粥。做法是把干竹叶6克加适量清水浸泡5～10分钟后，煎水取汁，然后加大米50克煮粥，粥煮好后加适量白糖调味即可。还有绿豆丝瓜粥、银花栀子粥等，都可以清热解毒。

第二个是发疹阶段，临床主要表现是发热、口腔黏膜出现散见疱疹，而且手部、足部和臀部出现大量斑丘疹、疱疹，疱疹周围可能会有红晕，同时伴随着发热、咽痛、流涎、倦怠、便秘等症状。这一阶段，疹子已经发出来了，需要解毒化湿、清气凉营。

食疗方面，大家可以尝试五汁饮，把梨汁30克、荸荠汁20克、莲藕汁20克、麦冬汁10克，鲜芦根汁25克放入锅内，加适量水，大火烧沸后改小火煮30分钟即可。五汁饮可以生津止渴、润肺清热，味道也比较好。

等到疹子已经发透，就进入恢复阶段。这一阶段，手足皮肤和口咽部的疱疹基本上已经消退，孩子已经不发热了，但依然神疲乏力。这时候，由于孩子阴液亏少、脾虚失运，我们需要益气养阴，可以服用生脉饮口服液等中成药。

食疗方面，向大家推荐山楂薏米粥。材料是生山楂30克、绿豆50克、薏米30克、大米100克，把它们洗干净以后一起煮粥，等到熟了之后加入冰糖调味即可。这道粥可以益气养阴，健脾清热。

不管在哪个阶段，孩子的被褥、衣服都应该保持干净、柔软，衣服最好宽大些。由于孩子嘴巴里有疱疹，可能不愿意吃东西，所以饮食要清淡、可口、容易消化，不能吃生冷、辛辣等刺激性食物。口腔有糜烂的时候，可以多吃流质食物。

食疗方驱走孩子肠道寄生虫

肠道寄生虫与湿疹、痱子这种外在表现明显的疾病不一样，很多家长在发现孩子感染寄生虫之后，都会恍然大悟，难怪孩子每天吃得不少，也不差，但是仍然瘦弱。其实家长没有发现孩子体内有寄生虫是很正常的，因为孩子被寄生虫感染后，有的可能没有症状，但也有可能出现严重的症状，这取决于所感染肠道的寄生虫。

比如，大多数孩子感染蛲虫后都没有症状，但钩蛔虫就不一样了，它可能导致孩子发热、咳嗽，引发哮喘、肝肿大、皮疹和淋巴结肿大等，最严重的是，如果虫卵经血液移行到眼部，会引起永久性失明。至于大家最熟悉的蛔虫，轻者可以没有症状，但一旦肠道有大量蛔虫寄生时，就会出现消化不良、厌食、阵发性脐周腹痛、呕吐等症状。所以，对于肠道寄生虫大家也不能掉以轻心。

一般来说，孩子最容易感染的肠道寄生虫包括蛔虫、蛲虫、钩虫这三种，下面我们分别来看。

首先是蛔虫。这是孩子最常见的肠道寄生虫病，一开始孩子可能没有症状，后来可能会有腹痛、食欲缺乏等并不典型的症状。理论上，我们可以不用去管，因为蛔虫的寿命是1~2年，寿命到了蛔虫自然可以排出，孩子也就病愈了。但是当然，我们可以用一些驱蛔药，或者食疗，帮助孩子早日排出蛔虫。

最简单的方法是用生大蒜榨成汁给孩子喝，一般来说过些天就会有大量虫子排出。如果嫌蒜汁辛辣难喝，可以加少许红糖。如果蛔虫让孩子腹痛，我们可以把适量葱白洗净切碎，捣烂榨汁，调入生麻油或菜籽油1~2匙，让孩子空腹服下，每日两次，可以驱虫止痛。

第二种是蛲虫。2~9岁的孩子如果不注意卫生，很容易患上蛲虫病。由于蛲虫的雌虫夜间会到孩子的肛门附近排卵，所以蛲虫病主要的表现是屁股痒。理论上，蛲虫病更不用管，因为蛲虫的寿命只有60天左右，所以只需要不让孩子抓屁股，注意清洁卫生，自己就会痊愈的。

但是，为了防止孩子抓挠引起皮炎，加速病愈过程，我们可以用一些食疗的方子。比如，把适量生南瓜子去皮研碎，然后用开水调服，可以帮助杀灭蛲虫。也可以把马齿苋500克洗净切碎，榨取原汁，隔水蒸热，让孩子空腹饮服，每天一次。另外，我们还可以把大蒜捣碎，调入凡士林，临睡前涂在孩子肛门处，第二天再清洗干净，可以缓解蛲虫病引起的肛门瘙痒。

第三种是钩虫。钩虫引起的疾病，称为钩虫病，在5~7岁的孩子最为常见。一般来说，患了钩虫病后，钩虫幼虫会让皮肤有小疱疹，如果钩虫成虫移行到了肺，可以引起肺炎。移行到肝、眼等地方，也会引起相应的反应。幸好，钩虫的幼虫虽然能侵入人体，但一般不能发育为成虫。成虫引起的症状较为严重，而且持续时间较长，因为成虫的寿命长达5~7年。

对于驱除钩虫除了用药之外，我们也可以用食疗辅助，比如吃一些大蒜粥。它的做法很简单，最好选用紫皮大蒜去皮，放沸水中煮1分钟捞出，然后取适量粳米放到煮蒜的水中煮成稀粥，再将蒜放回去一起煮好。还可以把党参和大枣一起煎水喝，都对驱除钩虫有效。

　　不管是哪种肠道寄生虫，预防都比治疗更好。做好各项预防措施，使孩子免受寄生虫感染，这才是最重要的。而最有效的措施，当然就是给孩子良好的卫生环境。让孩子养成饭前便后洗手，生吃瓜果、蔬菜一定清洗干净等良好的卫生习惯。此外，如果家里养了宠物，还要经常带宠物去检查是否感染寄生虫。

口腔溃疡，滋阴清火，各有疗效

口腔溃疡也俗称"口疮"，在大人、小孩中都很常见，几乎所有的人都有得过口腔溃疡的经历。根据我们的经验，这就是上火了，并且可以自愈。可是，我们自己长口腔溃疡能忍着，孩子可不行。有的口腔溃疡又大又深，有的反复发作，长在嘴巴里影响吃东西，除了忍耐就没有别的办法吗？当然不是的。

很多家长会给孩子吃消炎药，但实际上如果口腔溃疡不严重，我是不建议让大家吃消炎药的，尤其是抗生素类药物。还有的家长会给孩子服一些清热泻火的中药，但不是所有清热泻火的药物都能够对口腔溃疡有效的。

中医治疗口疮往往要分虚实、辨脏腑。比如，同样是上火，有的孩子的口腔溃疡红肿热痛、表面覆盖黄苔，那是心脾蕴热，需要清热泻火，生肌疗疮。而有的孩子溃疡色不红、表面覆盖白苔，那是虚火上炎，需要养阴生津，滋阴降火。所以如果孩子的口腔溃疡比较严重，建议大家去看医生，然后对症下药。尤其是如果溃疡数量比较多，需要带孩子去医院检查，看看是否是由别的疾病引起的。

　　如果孩子的口腔溃疡不算严重，我们可以不用药物，只用一些安全有效的小妙招帮孩子缓解溃疡发作时的痛苦就可以，然后等待它自己痊愈。

　　如果孩子是在夏天长口疮，我们可以用常见的西瓜皮汁治疗。西瓜是凉性的，一般遇到上火的问题都可以吃点西瓜降降火。不过对于口疮，我们用的是西瓜皮（去掉绿皮，留白皮部分）。大家可以把西瓜皮中的汁液挤出，然后让孩子把西瓜皮汁含在嘴里，过一会儿再吞下，可以消炎降火。

　　如果是秋冬天长口疮，我们可以用柿霜治疗。大家应该都吃过柿饼，有没有注意到上面有一层白白的东西？那就是柿霜。柿霜也能治疗口疮，具体做法是把柿饼上面那层白白的柿霜刮下来，放在温开水里给孩子喝，也可以放进白粥里让孩子喝粥。

　　如果我们家里有维生素C片，也可以用它治疗口疮。治疗口腔疾病时，医生往往会叮嘱大家多吃蔬菜、水果，主要就是为了补充足够的维生素C，因为它能帮助细胞组织再生，促进溃疡面的愈合。所以我们可以把维生素C片碾碎，把粉末敷在口疮上面。

　　如果大家方便购买中药材，还可以把中药儿茶或者蒲黄研成细粉，涂敷在溃疡面上。儿茶外用可以生肌止痛、收敛止血，蒲黄可以凉血活血、止血化瘀，它们都可以促进局部创面的愈合。关键是它们不会像维生素C粉末那样刺激有疼痛感，孩子更容易接受。还可以直接把云南白药敷在溃疡表面，不过注意敷的时候不要让孩子把药吞掉。

　　另外还有一些比较简单方便的办法，比如用煮熟了的生姜水漱口，每天坚持2～3次，能帮助口腔溃疡好转。如果嫌生姜水太辣，可以用白萝卜和新鲜的莲藕一起洗干净后捣烂，取汁去渣，用白萝卜莲藕汁含漱，每天3次。

　　如果是年龄比较小的孩子，我们还可以用李时珍《濒湖集简方》

中讲到的方法，把吴茱萸打成粉，用醋调成糊状，晚上睡觉时用纱布敷在足底涌泉穴。吴茱萸可以温中止痛、理气燥湿，涌泉穴是一个急救穴，可以散热生气，药物敷贴涌泉穴是临床常用的治疗方法。这种方法，也能促进溃疡的愈合。

无论是采用什么方法帮孩子治口疮，我们在生活上都要保证孩子排便通顺、睡眠充足。还要注意口腔卫生，不要因为嘴巴痛就不刷牙，还可以用淡盐水或淡茶水漱口。饮食上一定要注意多喝水，多吃清淡去火的食物。食物尽量稀软、细碎。不要吃辛辣、生冷、坚硬和油煎的食物，以免吃东西的时候刺激溃疡面而引起疼痛，妨碍愈合。

治疗哮喘，应以调理肺、脾、肾功能为原则

俗话说"内不治喘，外不治癣"，可见这两种病有多难治。临床上，小儿哮喘确实是相当棘手的病症。虽说有些孩子只有在上呼吸道感染时才气喘，而且长大后就几乎不再发作了，但严格来讲，哮喘是一种终身疾病，没办法根治，我们能做的只是在每一次发作时减轻并消除症状，以及尽可能防止再次发作。

中医不会把哮喘仅仅看成是呼吸系统的问题，而是会从整体来看，认为它是一种肺系疾病。由于哮喘发作时喘促气急，喉间哮鸣，呼吸困难，所以得名。"哮"是声音，"喘"是气息，哮必然伴随喘，所以通称哮喘。

元朝人朱震亨的《丹溪心法·喘论》首先命名"哮喘"，提出"哮喘专主于痰"，明朝人秦景明在《症因脉治》中有进一步论述："哮病之因，痰饮留伏，结成窠臼，潜伏于内，偶有七情之犯，饮食之伤，或外有时令之风寒束其肌表，则哮喘之症作矣。"意思是说，哮喘是因肺、脾、肾三脏不足，导致津液凝聚成痰，伏藏于肺，成为哮证的夙

根。遇到外感六淫，或者非时之气、劳倦过度、饮食内伤等因素，就会触发哮喘。所以，解决肺、脾、肾不足而致痰饮内生的问题，才是治疗哮喘的根本。

根据古人论述我们可以看出，哮喘发作的根本原因可以分成内因和外因两大类。外因是感受外邪，内因是肺、脾、肾三脏功能不足。所以，习惯辨证施治的中医据此把哮喘分成了七类。

第一类是寒性哮喘，多因外感风寒而诱发；第二类是热性哮喘，多因外感风热而发作；第三类是外寒内热，外寒多是外感风寒，内热常因外邪入里化热，或者平素体内有热邪蕴积；第四类是肺实肾虚，多因先天禀赋不足或久病不愈而起；第五类是肺脾气虚，病因是肺气虚而卫表不固，脾气虚而运化失健；第六类是脾肾阳虚，因脾肾两脏阳气虚衰而起；第七类是肺肾阴虚，多因久病不愈肺气耗散，痰热耗灼肺肾二阴所致。

不管是哪种类型的哮喘，根源都是内里有"痰"。所以，如果痰饮不除，脏器依然虚弱，那么哮喘的根源就没有除去，就会反复发作。中医治疗哮喘，往往分为发作期、迁延期与缓解期。发作期的关键是赶走外邪，以治肺为主，这是治其标；迁延期的关键是祛邪兼扶正，标本兼治；缓解期的关键是调理肺、脾、肾等脏腑功能，这是治其本，从根源上消除病因。

由于哮喘属于顽疾，所以，对于比较年幼或者哮喘比较严重的孩子，建议发作的时候大家还是尽快就医。在遵医嘱的同时，我们可以结合食疗方增强疗效。尤其是在缓解期和哮喘没有发作的时间里，大家需多注意调理肺、脾、肾三脏功能，可以有效防止哮喘发作。

给大家推荐的第一个食疗方是茯苓大枣粥。制作方法是把粳米150克、大枣10枚淘洗干净，与茯苓粉90克一同放入砂锅内，加适量水，大火烧沸后改用文火煮，等到粥熟的时候放入适量盐和胡椒粉即可。

每天一剂，分两次服用。它可以补中益气，健脾利水，对肺肾两虚型哮喘症尤为有效。

第二个是杏仁粥。制作方法是将杏仁10克去皮，研细，加适量水煎5分钟，去渣留汁。然后加入粳米50克，冰糖适量，加水煮成粥。每日两次，趁温热的时候食用。它能宣肺化痰、止咳定喘，素来都是治喘良药。

第三个是糖水白果。制作方法是取白果仁50克，小火炒熟后，用刀拍破果皮，去掉外壳及外衣，然后清水洗净切成小丁。锅内放入一碗清水，加入白果仁丁，大火烧开后转小火焖煮片刻，加入白糖50克，烧沸后，加入少许糖桂花就可以食用了。它对于益肺气、治咳喘有较好的食疗效果。

除了这些常用的食疗方，民间还有不少治疗哮喘的小偏方，大家也不妨试一试。

第一个是蜂蜜枸杞丸。制作方法是把百合500克和枸杞子120克一起研成细末，然后用适量蜂蜜把这些细末制成丸剂，每丸重约9克。每次用温开水送服1丸，每日吃2～3次。枸杞子具有滋补肝肾、益精明目的功效；百合有润肺止咳、养阴清热、清心安神的功效；蜂蜜可以清热补中、润燥止痛，它们一起制成丸剂，对调理肺、脾、肾效果也很好，不过大家要记得让孩子坚持服用。

第二个是五味子鸡蛋。五味子是一味中药，有敛肺止咳、滋补涩精、养五脏的功效。我们把五味子250克浓煎取汁，等药汁凉了以后，放入7个鸡蛋，浸泡7天。每天取出1个鸡蛋蒸食，可以连续服用一个月。对于治肺虚喘咳效果很好。

第三个是大蒜红糖膏。把一头紫皮大蒜去皮捣烂后，与红糖90克一起加水熬成膏，每天早、晚各服一匙。大蒜可以行滞气、暖脾胃，但是由于性味辛温，多吃容易上火，所以不建议阴虚火旺的孩子服用。

　　虽然讲了这么多验方，但说实话，对于哮喘病，关键还是要预防。由于奶及奶制品、海产品及水产品、鸡蛋、桃子、芒果等少数食物可以诱发儿童过敏性哮喘，所以孩子在吃这些食物的时候，家长要多留心有没有过敏反应。另外，合理的饮食结构对防治哮喘有重要作用。饮食结构合理，营养均衡，也有利于调理脾胃，对于预防各种疾病都有好处。

　　尤其是深秋时节，昼夜温差较大，气候变化剧烈，孩子的体质比较弱，很容易因为伤风感冒引发哮喘。所以这时候，家长们一定要根据气候变化及时给孩子增减衣物，别让孩子受凉。同时也要注意防止孩子过度疲劳，保证充足的睡眠，加强体育锻炼，提高孩子自身的免疫力，这样才能更好地预防哮喘。

慢性胃肠炎的中医食疗调治法

　　胃肠炎是常见的消化系统疾病，孩子胃肠功能比较娇嫩敏感，免疫力也较低，所以更容易引发消化系统疾病。临床上最常见的表现是各种腹泻，如果是急性胃肠炎会引起较重的腹泻，可能会比较严重，会有恶心、呕吐的现象。如果出现低血钾，还会有全身中毒的症状，那肯定是要赶紧送医院急救的。不过，慢性胃肠炎一般是轻型腹泻，状况还比较良好。

　　慢性胃肠炎的治疗，关键是要找准病因，我们先要弄清楚是由什么原因引起的，然后及时消除病根。比如是消化不良、细菌感染，还是滥用抗生素引起的，不同的病因用药肯定是不一样的。对于慢性胃肠炎，我认为关键还是要从饮食入手，建议大家可以用一些食疗方自己调理。

　　中医没有慢性胃肠炎这种疾病的名字，但是根据临床特点，它属于中医慢性腹痛、慢性腹泻的范畴。发病原因可能是脾胃虚弱、肾阳虚衰，或者肝气乘脾、瘀阻肠络等。根本原因都在于脾胃，所以调治的时候也主要以调理脾胃为主。下面我给大家推荐一些食疗方。

黄芪薏米粥。黄芪可以从药店购买，大家把黄芪30克洗净切片，大米100克、薏米30克淘洗干净，把它们一起放到锅里，加适量水放在大火上烧开，再用小火煮40分钟即可。可以每天吃一次，作为正餐食用。黄芪有补气升阳、益卫固表的功效，这道粥可以补元气、止泄泻，特别适合脾虚型慢性肠炎的孩子食用。

山药扁豆粥。取鲜山药30克去皮洗净，扁豆15克，粳米30克，先将洗净的粳米、扁豆放入锅中加水适量煮到八分熟，再将山药捣成泥状加入一起煮成稀粥，加适量白糖调味，每天2次趁热吃。这道粥里的山药有健脾补肺、益肾固精之功；扁豆能健脾和胃、除湿止泻、和中止呃。它们一起煮粥，可以增强人体免疫功能，补益脾胃，适用于脾胃气阴不足、乏力倦怠、气短少言、饮食乏味、口干欲饮的孩子食用。需要注意的是，未烹饪熟透的扁豆容易引起中毒，所以一定要多煮一会儿。

乌梅粥。取乌梅20克洗净去核，粳米100克淘洗干净，用冷水浸泡半小时，捞出，沥干水分。锅中加入适量冷水，放入乌梅，煮沸约15分钟，去渣留汁。再将粳米放入乌梅汁中，先用大火烧开，再改用小火熬煮成粥，加入冰糖，融化后拌匀即可趁热食用，每天一次。乌梅特别适用于虚热口渴、胃呆食少、胃酸缺乏、消化不良，以及慢性痢疾肠炎的人食用。它能益气养血、生津健脾、益胃和中，所以这道粥可以生津止渴、涩肠止泻，适用于久泻久痢的胃肠炎患者，急性泻痢和感冒咳嗽者禁用。

马齿苋粥。将新鲜马齿苋100克洗净，放入开水锅内焯一下，捞出切碎。油锅烧热，放入葱花煸香，放入马齿苋、盐炒至入味，出锅待用。将粳米50克淘洗干净，放入锅内，加入适量水煮熟，放入炒后的马齿苋煮至成粥，出锅即成。由于马齿苋具有清热解毒、治痢疗疮的功效，粳米具有养脾胃的功效，所以两者煮成的粥，可以健脾胃、清热解毒，适合有肠炎、痢疾的孩子服用。不过，马齿苋性寒，不宜长时间服用。

香菇薏米粥。取薏米80克洗净，浸泡2小时；100克大米洗净，浸泡30分钟。将薏米、大米放入锅中，加入高汤，用大火煮沸后，改用小火熬成粥。另起炒锅，倒油烧热，放入适量鲜香菇丁炒熟，倒入薏米粥中搅匀煮沸即可。香菇能补脾益气，薏米能健脾润肺、清热利湿。这道粥可以健脾利湿、理气化痰，适合长期食用。

除了食疗，日常饮食中，我们还是要坚持一些基本原则。在胃肠炎期间，饮食上一定要以清淡为主，免得增加肠胃负担。可以吃一些比较清淡的流质、半流质食物，比如米汤、粥、新鲜果汁等，逐渐增加一些蛋白质食物，但注意要软、烂、易消化。油腻食品一定要忌口。少吃粗糙和粗纤维多的食物，不过苹果可以吃一些。而且，一日三餐要注意定时定量，不主张吃太饱，也不主张加餐，以免增加肠胃的负担。

扁桃体炎，可用中药贴敷疗法

曾经有一段时间，扁桃体与阑尾被认为是一个非但没有用还专门给人添麻烦的器官，我们似乎看不到它们有什么作用，只知道会时不时的发炎，让人不胜其烦。可是现在我们知道了，扁桃体和阑尾都是人体的免疫器官，不能动不动就一割了之。

对孩子来说，扁桃体尤为重要，因为它在孩子3~5岁时免疫功能最活跃，所以不能轻易切除。只有在反复发炎，有引起急性肾炎、风湿等其他疾病的可能时，才要权衡利弊，考虑是否切除。

可是，扁桃体总发炎怎么办呢？其实这也不能怪它。我们知道扁桃体的位置在咽喉部位，它是呼吸系统及消化系统的"门户"，大有"一夫当关，万夫莫开"之势，是一级防线，可以防止各种病原体的侵入。这也就意味着，会有很多细菌、病毒从这里经过时被拦下。这些被拦下的细菌、病毒，就需要扁桃体吞噬消化掉。每天和那么多细菌打交道，一旦孩子身体免疫力下降，扁桃体首当其冲，就会受伤发炎。

既然扁桃体不能随意割掉，又经常发炎，我们能做的就是防止它出问题，以及在它发炎的时候采取有效措施。

很多家长会给孩子服用含片，比较方便，但经常含服含片会使病菌产生耐药性。使用抗生素的优点是见效快，但也容易使细菌产生耐药性，破坏人体正常菌群，损害肝肾功能。所以，局部外治法还是比较适宜的。当然，局部外治也有很多种方法，临床上有扁桃体隐窝冲洗、扁桃体内药物注射、局部喷药、局部烙治、激光治疗等各种方法，但比较痛苦，孩子比较受罪。所以综合比较起来，还是中药贴敷更容易让孩子接受。

中医把扁桃体称为"乳蛾"，认为它发炎的病因有风寒、风火、风温、湿邪、热毒、肺胃郁热等，总的来说可以分成两类：一类是外邪；另一类是内火。所以大多用益气健脾、和胃利咽的中药调理，同时配合局部治疗。由于贴敷安全有效而且不痛苦，所以值得推荐。

第一个方法是贴敷天突穴。天突穴是治疗咽喉炎的主穴，位于颈部，在前正中线上，胸骨上窝中央，隶属任脉。《针灸大成》说天突穴"主面皮热，上气咳逆，咽肿咽冷，声破，暗不能言，胸中气梗梗"，对于治疗各种咽喉疾病效果很好。

治疗扁桃体炎时，我们需要用六神丸3克、荆芥穗2克，将上述药物研成极细的粉末，然后取适量固定在滤纸（1.5厘米×1.5厘米）与脱敏胶纸（2厘米×2厘米）之间，或者直接用医用胶布。取生姜汁适量擦拭天突穴后，把药物贴上。贴敷72小时之后揭下，24小时之后可以再次贴敷，具体要贴多久，视病情而定。一般来说，贴敷两三次，孩子的炎症就会消失，但我们最好在炎症消失后再贴上三五天，用来巩固疗效。

六神丸清热解毒、消肿止痛，配上荆芥穗、生姜汁，会增强疏散之力。用它们贴敷天突穴，可以疏风清热、消肿利咽。需要注意的是，皮肤容易过敏和此处皮肤有破损的孩子忌用。

第二个方法是贴敷涌泉穴。涌泉穴位于脚底心，第2、3脚趾缝与足跟连线的1/3处，靠近脚趾端的那个点就是涌泉穴，或者你用力弯曲脚趾，脚底凹陷的那个地方就是涌泉穴。

我们可以将黄连2克与吴茱萸8克研成粉末，然后用适量米醋把上述粉末调成糊状，贴敷在涌泉穴上。每晚睡前贴敷1次，第二天早晨取下。黄连能改善血液循环，加快炎症消散；吴茱萸外用可引火下行；醋能帮助中药的有效成分溶解，增进疗效，这道方子对治疗扁桃体炎的效果还是很明显的。

第三个方法是贴敷合谷穴。合谷也就是虎口，在手背第1、2掌骨间，第二掌骨桡侧中点处，我们可以把拇指、食指合拢，在肌肉的最高处就是这个穴位。它能镇静止痛、通经活经、清热解表。

贴敷合谷穴最简单的办法是把紫皮大蒜捣烂如糊状，敷在双手的合谷穴上，持续1～3小时，以局部发痒起泡为度。我们还可以把大蒜茎和雄黄适量，一起捣烂成泥，敷在合谷穴部位。一般来说，用药后3～6小时，合谷穴部位就会发泡，同时咽部的疼痛也会迅速减轻，扁桃体炎症也随之消退。

这些贴敷的方法，基本上都是选择有清热解毒、凉血泻火及消肿散结作用的中药粉，做成贴敷剂，贴在与咽喉部位有关的穴位上。它们可以逐步消除肿胀，让各种毒邪透出，达到消炎消肿的目的。外敷加上忌食辛辣，一般都会对扁桃体炎有很好的疗效。

温肺健脾，缓解孩子打鼾

我们常说的打鼾、打呼噜，在成年男子身上并不罕见，不过那不在我们讨论的范围内，今天我们主要讲儿童打鼾。儿童在2～6岁的阶段，常常会出现打呼噜的症状，西医称它是儿童呼吸暂停综合征。

称之为"呼吸暂停"，是由于孩子的上呼吸道淋巴组织迅速增生，主要是扁桃体或者腺样体肥大，导致鼻咽部和口咽部堵塞，于是孩子在睡眠状态下，会出现呼吸不畅，甚至呼吸暂停的现象，由于气道狭窄，气流通过时产生比较强烈的振动，所以发出了鼾声。

很多人都会觉得打鼾是睡姿不当、感冒等原因造成的，不会在意。甚至还会有一些老人觉得，打鼾说明孩子睡得香，根本不觉得这是个问题。事实上，孩子打鼾这个问题可大可小，如果只是单纯打鼾没什么大问题，但如果睡眠中经常出现呼吸暂停，那就有可能让孩子长期缺氧，会影响到智力发育和身体发育，还是应该引起重视的。

我有一位患者小峰，他一直都是个胖宝宝，从4岁多就开始打鼾，不管是爸爸、妈妈还是爷爷、奶奶都没当回事。看到孩子睡觉的时候，一边打鼾一边半张着嘴，他们还觉得孩子睡姿可爱。可是他们不知道，孩子经常出现"憋气"，有时候一夜能把自己憋醒好几次，由于一直也没出什么问题，所以孩子这鼾就一直打下去了。

我见到小峰的时候，他已经读了半年小学。刚上小学一个月，老师就家访，说他上课没精打采，注意力不集中，而且忘性很大，希望引起家长重视。父母一听急了，带他去做了各项检查，X光检查显示他肥大的腺样体堵住了鼻咽气道的2/3，医生说可能与小峰长期打鼾有关，所以小峰的父母就带他来找我了。

像小峰父母这样看到后果的时候才来干预，其实已经有点晚了。我们最好在刚刚发现孩子打鼾的时候就注意观察，弄清楚他为什么会打呼噜，有必要的话及时治疗，以免拖延下去造成孩子发育迟缓，影响到身心健康。

如果孩子的打鼾并不严重，只是偶尔打鼾，大家并不需要太过担心，我们可以用中医的方法自行调理，中医认为这是痰湿和血瘀造成的。由于痰湿内阻或者瘀血阻窍，导致脏腑失调，所以鼾症与肺、脾、肾等脏器密切相关，尤其是脾失健运，肺气不利，这是关键原因。所以，中医治疗鼾症，主要是温肺健脾，辅之以穴位按摩，大家不妨试一试。

首先我们来看看穴位按摩。

第一个穴位是迎香穴，它在鼻翼外缘的0.5寸（大约是拇指1/2宽）上，位于鼻唇沟中。我们可以用指尖点压按摩，右侧顺时针，左侧逆时针方向刺激，一次约1～2分钟，每天3～5次。可以疏散风热、通利鼻窍，补益肺气。

第二个穴位是阴陵泉穴，它位于小腿内侧。找这个穴位时，我们可以躺着或者正坐，胫骨内侧髁后下方凹陷处，就是阴陵泉穴位的位置。穴位一般比周围皮肤敏感，按到穴位时会有轻微疼痛感。这是一个排湿穴，善于排渗脾湿，调节脾脏的功能。按摩这个穴位5分钟，每天早、晚各1次，可以有强身、祛痰的效果。

第三个是中脘穴，它在上腹部，肚脐上4寸。找这个穴位时，我们可以采用仰卧的姿势，胸骨下端和肚脐连接线的中点就是这个穴位。中脘穴是四条经脉的会聚穴位，也是胃的"灵魂腧穴"，具有健脾和胃、补中益气之功。凡是脾胃失调、运化失常导致的各类与脏腑相关的疾病，都可以用中脘穴来治疗。按摩中脘穴既能宣肺，又能祛痰，是治疗打鼾的理想穴位。我们可以每天早、晚各1次，每次点按五分钟左右即可。

除了穴位按摩，这里我也给大家推荐两个食疗方。一个是山楂陈皮汤，我们取山楂40克去核打碎，陈皮10克切碎，加入两碗水煎汤，水开后加入红糖，待水剩下一碗左右时关火，趁温热服用，早、晚两次。陈皮可以宣肺，山楂可以健脾开胃，这道汤可以行气活血、化痰止鼾，对由痰湿引起打鼾的胖孩子尤为有效。

另一个是花椒水，取花椒5~10粒，每晚睡前用开水泡一杯水，等水凉透后去除花椒，把水喝掉。花椒性辛，可以祛寒扶阳，对于受寒引起的打呼噜特别有效。如果孩子实在受不了花椒水的味道，也可以煮葱白生姜粥喝。具体做法是先将粳米煮粥至八分熟，然后取葱白5~6段放入粥中，粥快熟时放入生姜6~7片，煮5~10分钟熄火即可。

小儿贫血的中医食疗方

晨晨在幼儿园的常规体检中发现有轻度贫血，体检后医生建议他做进一步检查。拿到体检报告时，另一位家长看到忧心忡忡的晨晨妈，跟她说："小孩儿轻度贫血，没什么大不了的，多吃点猪肝补补就行了。"可是晨晨妈不放心，就赶来医院咨询。

的确，孩子是轻度贫血并不严重，短时间内影响不大，关键是要找出贫血的病因。一方面不能让贫血越来越严重，另一方面也要对症下药。比如，地中海贫血与缺铁性贫血，两者的治疗对策恰恰相反，前者忌铁剂，后者喜铁剂，所以，贫血可不是一块猪肝就能搞定的。

那么，孩子是如何贫血的呢？晨晨妈大惑不解："我们家生活条件还算不错，也没亏待过孩子，这怎么就贫血了？"其实可能正是因为整天给孩子吃大鱼大肉，饮食结构明显不合理，导致脂肪、蛋白质等营养素摄入过多，微量营养素摄入却明显不足。所以，尽管我们的生活水平不断提高，儿童的缺铁性贫血患病率却一直降不下来。

该怎么办呢？如果发现孩子贫血，别着急吃猪肝或者买药，先要确定贫血的类型。比如，地中海贫血是一种遗传性溶血性贫血疾病，需要输血和去铁。巨幼细胞贫血是由脱氧核糖核酸（DNA）合成障碍所引起的，需要补充维生素B_{12}和叶酸。最常见的缺铁性贫血，是因为体内铁元素的供需失衡，需要根除病因，并且补铁。

由于孩子贫血最常见的类型是缺铁性贫血，接下来我们就主要针对这种类型的贫血，讲讲中医是如何进行调理的。在中医看来，贫血属于血虚、虚劳的范畴，多由先天不足，或者后天失于调养所引起。由于孩子脾胃运化功能较弱，多食伤胃，过饥伤脾，水谷精微和气血津液不能很好地化生，就会导致贫血。所以，对于缺铁性贫血，中医治疗主要是从健脾、益气、养血入手。这里我们不谈方剂，只讲食疗。

对于缺铁性贫血的孩子，日常饮食除了要营养均衡之外，还可以适当增加一些铁含量高、吸收率高的食物。首选当然是动物肝脏，每100克猪肝就含25毫克铁，而且比较容易被人体吸收；其次是各种瘦肉，虽然含铁量不太高，但利用率比较高；然后是各种动物血液，不管是猪血还是鸭血，铁的含量和利用率都相当高。除了这些之外，鸡蛋黄、黄豆及其制品、芝麻酱、木耳和蘑菇等，都是较好的预防和治疗缺铁性贫血的食物。在此基础上，就诞生了下面这些食疗方。

第一个是猪肝菠菜汤，作用是健脾补血。将新鲜菠菜200克洗净切碎，猪肝100克切成小薄片，用油、盐拌匀备用。锅中加清水500毫升，煮沸后加入猪肝，煮至猪肝熟时加入菠菜，略煮片刻即可。让孩子趁热喝汤，吃菠菜和猪肝，每天一次，可以经常吃一些。

第二个是猪肝瘦肉粥，可以健脾益气。把鲜猪肝50克、鲜瘦肉50克洗净剁碎，加适量油、盐拌匀，然后将大米50克淘洗干净，放入锅中，加清水适量，煮至粥将熟时，加入拌好的猪肝、瘦肉，再煮至肉熟即可。每天吃一次，可以长期食用。

第三个是参枣莲子粥，它能健脾益气，益血补虚，特别适用于病后体质虚弱贫血的孩子。做法是取党参15克切成片，大枣20克洗净剖开去核，莲子30克打碎，粳米30克淘洗干净，一起放入锅中，加清水适量，煮至米烂熟即可。每天煮1剂，分两次吃完。

第四个是麻花糊，它能润肠通便，养血补血，但是不适合腹泻的孩子食用。做法是取适量黑芝麻、花生仁洗净，放入炒锅中炒熟，研成粉末。每次各取15克，加入热开水120~150毫升，调成糊状，加入白糖调味即可。让孩子趁温热服用，每天一次，有贫血症状的孩子可以长期坚持服用。

需要提醒大家的是，如果孩子的贫血比较严重，是需要在医生指导下服药的，不可单纯依靠食疗。一般来说，患有缺铁性贫血的儿童，只要正确诊断，配合食疗，很快就会恢复健康。

第四章
心理调理——孩子的"心病"也要调

　　孩子跟成人一样，都有七情六欲，正如《养性延命录》所说："喜怒无常，过之为害。"《三因极一病证方论》将喜、怒、忧、思、悲、恐、惊正式列为致病内因。这些情绪的变化既是人之常情，能够协调机体生理功能，同时也有可能害人。而孩子的某些疾病，就是由过强的情志刺激引起的。所以，想要把孩子的身体调理好，我们还要重视心理保健，调神摄生，才能真正做到身心健康。

独生子女的身心问题要关注

近些年，关于独生子女的讨论实在不算少，不管是从赡养老人的层面还是从心理层面，独生子女这一独特的群体都面临着不少问题。这里我只是想提醒大家，独生子女的身心健康，是需要格外关注的。

曾几何时，只要一提起独生子女，大家的第一反应就是"以自我为中心"，这样简单粗暴地下结论肯定是不妥当的。但是，我们也不得不承认，由于很多家长未能在孩子的童年时期意识到这些问题，导致很多独生子女跟非独生子女相比，确实是存在不少心理和性格问题的。

比如，由于父母过度的保护，导致他们胆小、害怕困难，遇到挫折就爱哭；由于父母望子成龙心切，给孩子太多的刺激和压力，导致孩子情感脆弱、喜怒无常，呈现出神经质的性格；由于从小与其他孩子来往少，导致他们性格孤僻；由于整天与大人打交道，缺乏与兄弟姐妹或同学、朋友的同级心理活动交往，出现心理早熟的特点；由于家长的溺爱，忽视孩子吃苦能力的培养，使得孩子身心都较为软弱娇气；还有因为全家都围着独生子女转，使得孩子表现出大家都较为熟悉的自私并以自我为中心。

这些特点里，有的未必是缺点，比如早熟，但是它也算不上是优点。孩子在什么年龄，就该有什么年龄的特质，这才是最自然健康的状态。除了早熟，其他基本上都是缺点了。如果大家家里有独生子女，可以对照一下，看看自己孩子身上是不是有这些特点。

如果说独生子女的心理问题并不新鲜，那么他们由于心理原因导致的健康问题，可能大家关注得就不够了。很多家长没意识到，我们全心全意的爱和关注，我们不遗余力地提供优裕的物质条件，也会给孩子的成长带来了一些问题。

首先就是挑食、偏食引起的营养不良。由于独生子女受到了更多关注、照顾和保护，可供他们选择的食物本应是极丰富的，不应该出现营养不良的现象。然而，在他们选择的食物中，有很大一部分是不健康的零食。再加上孩子任性，想吃什么就天天吃，不想吃就一口不吃，很容易出现营养不良，影响生长发育。

其次是营养过度。严格来说，营养过度也是一种营养不良的状态，也意味着膳食结构不合理，营养不均衡。营养过度导致的结果是肥胖。可能很多家长都希望孩子能胖一点，觉得只有这样，自己才不算失职，其实完全不是这么回事。

肥胖带给孩子的不仅是臃肿不便的体型和容易被人嘲笑的心理负担，还有健康方面的隐患。因为青少年肥胖发生越早，持续时间越长，成年以后出现代谢综合征的可能性就越大。什么是代谢综合征呢？它集多种代谢紊乱于一身，包括高血糖、高血压、高脂血症、高血黏、高尿酸等。我们所谓的"富贵病"都在其中。

还有一个很严重的问题，那就是孩子的身体素质和运动能力在持续下降。大家经常可以看到报道，运动会上因为长跑导致眩晕、呕吐、气虚、低血糖的孩子绝不是少数。以北京为例，2012年，北京高中生的体检合格率仅为一成。这是个什么概念？从1985年开始的全国青少年体质健康调查告诉我们，二十多年来，青少年的体质一直处于持续下降状态。这个结果，可能很多家长都想不到吧？

那你们知道是什么原因导致生活条件越来越好，孩子体质却越来越差的呢？问题的根源还在你们家长那里，营养、环境、生活方式等多种因素导致这一结果。想想看，你们自己的孩子是不是骨关节硬，肌肉无力发软、平衡能力差？那就是体质差、运动能力低下的典型表现。如果是这样，大家真的应该尽早着手改变这一现象了。

另外，还有近视的低龄化和重度化、性早熟趋势明显等问题，这都与孩子的日常生活习惯、心理压力和饮食习惯有密不可分的关系。为了解决这些问题，首先必须意识到这些病态的存在，然后才能对症下药，让孩子身心都能健康发展。

家庭气氛不好，孩子可能脾虚或染怪病

　　一般来说，对于饮食、运动、生活习惯等原因导致的疾病，只要找到根源，都还是比较好调理的，所以我通常都不太担心。但是，因为情绪引起的疾病，那是最头痛的。我们看到的病症，极有可能只是孩子所受负面影响的一部分，我们根本不知道他们到底因为负面的家庭氛围遭受了多少身心的痛苦。而且，在这种情况下，孩子的病情很难得到改善，因为不会有家长因为医生的一句话，就从怨侣变成恩爱夫妻，就从愁眉苦脸变得淡定从容。

　　我只是想提醒所有父母，一个在充满爱和欢笑的环境中长大的孩子，他对于这个世界是宽容而悲悯的，他的内心是柔软明亮的，能够吸引那些积极的、正面的、往上的能量。而一个在充满抱怨、哀叹、争吵、谩骂甚至被殴打的环境中长大的孩子，不管是身体还是心理，都必须付出极大的努力才能抗拒那些负能量，很少有孩子能做到，于是他们的身心健康都很让人担忧。如果你们爱孩子、爱生活，就尽量营造和睦融洽的家庭环境，尽量给孩子一个良好的家庭氛围。

　　临床上，我见过太多因为父母的坏情绪让孩子消化系统出问题的例子了。大家可以想想，如果现在上司突然告诉你，明天让你在众目睽睽之下做一场演讲，演讲的效果直接决定你的升迁。你会有压力吧？会不会感觉胃发紧、肚子也不舒服？孩子也是一样的，当他感受到坏情绪和压力的时候，脆弱的肠胃受到的影响更明显。

　　还有的孩子，一快到考试就感冒，一到考试就想上厕所，这些情形，老师们都不陌生。这些都说明脾胃和情绪是密切相关的。所以有人说肠道是人的第二大脑，这可不是无稽之谈，未来的科学发展会让我们对身体有更深刻的认识。

　　身为家长，你是不是因为生活压力大而整天愁眉不展？你是不是经常在孩子面前表现出焦虑的心态？别以为孩子什么都不懂，他们对情绪的感知远比你想象的要敏感。反倒是很多家长，太过粗心大意，没有注意到孩子的异常反应。

　　除了消化系统方面的疾病，孩子还常常因为家庭氛围不好而出现一种"怪病"，那就是抽动症。中医认为，抽动是肝风内动，脾胃有问题，身体出现了各种各样的逆乱，这都与情绪失常相关。

　　我见过最严重的抽动症患者是一个九岁的男孩，他的妈妈第一次经人介绍找到我时，是为了给他治疗莫名其妙的高热。毫不夸张地说，小男孩面目狰狞，每隔十几二十秒就抽动一下，不仅抽动，同时还发出怪叫，把外面候诊的很多孩子都吓哭了。我甚至都没办法给他进行脉诊，因为他根本控制不了自己，安静不下来。

　　我问男孩的妈妈他最喜欢什么，妈妈想了想，说他经常一个人"你拍一我拍一"，应该喜欢那个吧。于是，我让妈妈跟他玩，结果，小男孩安静下来了。儿歌唱完了，妈妈不跟他拍手了，他又开始抽动。显然，这是情绪方面的病，那首儿歌就是孩子心灵的避风港。

　　后来我了解到，本来这是挺幸福的一家，后来因为婆媳矛盾、老公外遇，夫妻两个人离婚了。妈妈带着孩子，认为孩子是自己唯一的希望，对他要求特别严格，还不自觉地把气都撒在他身上。结果，本来学习很好的孩子，慢慢变得不爱说话，躲着她，后来就发展到这种地步，已经休学在家了。

虽然这位妈妈为了孩子心力交瘁，但不客气地说，孩子的病她要负极大的责任。她必须先调整自己，让自己意志坚强、心态乐观，然后才能给孩子慢慢调理。

在医院的科室里，这样的人间悲剧每天都在上演，我真的希望能够少一些再少一些。很多家长压根意识不到家里的氛围和自己的行为能对孩子产生多大的影响。但作为医生，我们非常清楚事情的严重性。所以，性格暴躁的家长、夫妻关系差的家长、家庭氛围冷淡的家长，你们都该反省一下自己的所作所为是不是对孩子已经产生了影响。

最好的家庭氛围，应该是和谐民主的。家庭成员之间彼此尊重、相互体贴关爱。即便是有了矛盾，也能心平气和地协商解决。这种家庭的孩子，承受挫折和压力的能力也会更强，不管是身体还是心理都会更健康。

强势的家长，会带给孩子更多的压力

　　和溺爱孩子的家长相反，有一类家长在教育孩子方面采用的是"从严从重"的原则，他们为了避免孩子恃宠而骄，很少在孩子面前表露太多爱意，而是态度生硬、严苛，说一不二。孩子要想从他们那里得到表扬，那得等到太阳从西边出来。

　　而另外一些强势的父母，则是自己的事业比较成功，同时工作也带给他们巨大的压力和责任，于是他们对待孩子也跟对待下属似的，往往用简单粗暴的方式或者高压政策。他们希望一顿责骂之后，孩子就会有飞跃式的提高，可能吗？

　　在这些强势的家长心里，自己的所作所为都是为了孩子好，根本不允许孩子有反对意见。他们总是希望孩子按照自己设定的规矩做事，希望孩子按照他们设计的人生去走。可是，却有不少孩子为此深受其害。

　　有一个叫靖靖的小朋友住得离医院不远，三天两头感冒发热。后来有一天，妈妈又带他来医院时，跟我说孩子体质太差，请我帮他调理一下。所以，我就跟孩子深入聊了聊。最后我给孩子诊断的结果是孩子身体挺健康的，之所以免疫力这么差，是受到慢性压力的影响。我跟小朋友聊过天，童言无忌的他直接告诉我，自己特别不喜欢学奥数，可是妈妈一听他说不想去，就吼他，他觉得很难过。

很多家长都对孩子的情绪不以为意，觉得自己为他们操碎了心，他们有什么好抱怨的？可是，在强势父母长久的慢性压力下，孩子很容易生病，一个典型表现就是更容易发热。长期的慢性压力，会削弱一种叫自然杀伤细胞的免疫系统细胞的功能。但是研究发现，在孩子身上这种现象却是相反的，压力越大的孩子，自然杀伤细胞的功能越强，于是，孩子特别容易发热、过敏。并且由于免疫系统没有处于平衡状态，也会带来一系列疾病。

所以，如果你家孩子跟靖靖一样，有免疫力差的症状，你最好也反省一下，自己的家庭教育方式是否给孩子带来了难以承受的压力。

作为孩子的第一任老师及安全感最根本的来源，家长的一言一行都是孩子身心健康的重要影响因素。所以，不管你在外面多强势，多怕孩子被自己娇惯坏，都要试着改变冰冷强硬的形象，别对孩子发号施令，而是试着表露出自己的情感，让亲子关系更加融洽。

大家千万不要再认为孩子不懂事了，孩子在12岁之前，他们重视外界环境的反馈，如果外界重视他、鼓励他、支持他、关爱他、就容易让孩子内心对自己产生积极的自我评价和自我期望。如果相反，在一个经常被打击、被批评、被责骂的紧张环境中，孩子心理长期承受着各种各样的压力，如果不能及时调整心态，不能释放蓄积已久的矛盾和压力，就很容易出现或轻或重的心理问题。如果没被及早发现，心理问题还会转化为生理上的疾病。到那时候，就追悔莫及了。

妈妈爱唠叨，孩子更爱生病，更不听话

可能要到我这个年纪，才会知道有父母的唠叨是件很幸福的事情，才能体会唠叨背后的那些感情。但是对于孩子和青年人来说，父母的唠叨，往往不能增进感情，反倒会影响亲子感情，甚至影响到孩子的身体健康。

先来给大家讲个故事吧。去年上半年，我们医院送来了一个小患者薇薇，小姑娘8岁，读小学二年级。由于最近上课的时候经常有高热现象，老师家访，让父母多关注一下。妈妈特别委屈也特别不解地说："从她出生我一天也没亏待过她，认真准备营养食谱，运动什么的也没落下，为什么她身体就这么不争气呢？"

我单独跟小姑娘聊了聊，了解了一下情况。小姑娘家里条件还不错，她是独生女，父母在她身上寄予了极大的期望。妈妈没有上班，专门在家里照顾她。从小到大，从奥数到音乐、舞蹈、围棋、绘画，各种兴趣班，她一个也没落下。妈妈经常会跟她说一句话："妈妈为你牺牲了自己的事业，你一定要争气啊。"如果考试成绩不好，或者没有拿到名次，妈妈的反应永远是："表现这么差，还好意思玩？"

　　日常生活里，也是各种唠叨，从看电视、跟哪些小伙伴玩，到上学出门、放学回家、穿衣、吃饭等各个"领域"。就拿学习方面来说，小姑娘从学校回到家，马上会催她写作业。看她坐下，又唠叨坐姿不端正。等薇薇写完作业，只要检查出错，也唠叨她写作业不认真。没检查出毛病，就唠叨她一定要记得复习明天的功课。日复一日，用薇薇的话说："每天都是那样，我早就知道了，可是她天天说，现在一听她说话我就头疼……"

　　这种头疼，一开始可能只是心理上的抗拒，时间久了就变成真的了，心理感受转化为生理上的疼痛。而且，孩子的免疫力也受到了影响，所以才经常感冒、发热、咳嗽。

　　薇薇还跟我说："我知道妈妈很爱我，我生病的时候，她温暖的问候让我很开心。可是我病好了，她又开始了不停地唠叨，真的很烦。我这样是不是很不应该啊？"这是个懂事的小姑娘，可也是个忧郁的小姑娘，这种忧郁，对身体健康和病情恢复都没有好处。

　　后来我跟孩子妈妈说："这孩子老生病，很可能跟你老唠叨她有关。"孩子妈妈难以置信，我大致跟她解释了一下，如果父母对孩子的期望值过高，会导致孩子精神压力过大，前面我们讲过，会让孩子的免疫功能受到影响，更容易发热或者感染其他疾病。而且，精神压力太大，时间长了，还可能导致孩子大脑里负责记忆和控制情绪的海马体萎缩，这会对大脑发育造成极大的损伤。

　　当然，能对孩子产生那么严重影响的唠叨，毕竟还是少数。可是，请大家一定记得，任何时候，任何关爱，都是有度的。你太唠叨，肯定是不利于孩子身心健康成长的。不仅容易引发亲子矛盾，还容易让他有心理惰性、叛逆情绪，甚至产生习惯性的模糊听觉，只为了把你的声音排除在外。当孩子对你的声音构筑起了"防火墙"，你真正的"金玉良言"也完全没有效果了。

有些呕吐、尿频是因为压力过大

由于一直都相信"身病"和"心病"密不可分，所以我也没少跟精神科的医生交谈。他们说，我国每年有将近6000万的成年人，患有不同程度的焦虑症。但是由于这些焦虑常常表现为一些躯体症状，比如尿频、呕吐等，大家很难把它们跟精神方面疾病联系起来，以致于绝大多数的焦虑症患者都不了解自己的情况。

当然，我并不是说孩子出现不明原因的呕吐、尿频都是焦虑症，只是想告诉大家，有时候身体上的症状，需要从精神上找原因，并且也要让孩子知道这些常识。比如，有的孩子中考、高考之前由于过度紧张、压力太大，会出现尿频症状。然而，他们中的大部分人都不愿意告诉家长，又对这一现象感到羞耻和焦虑，使得精神压力更大，情况更加恶化。

尿频可能是出于焦虑，呕吐也一样。我见过一女孩的病历，足足有十厘米厚。她就是因为父母给的压力太大，抗拒心理非常严重，导致自主神经功能紊乱。

女孩的妈妈一心想让她完成自己年轻时的梦想，成为一名舞蹈家。可是女孩天生资质并不算好，在舞蹈班上感觉压力非常大，但是妈妈一听她不想学了就勃然大怒，说已经在她身上投资了那么多钱，花了那么多心血。就这样，女孩迫于妈妈的压力，不情不愿地一直学习着舞蹈，时不时跟妈妈争吵。

在一次大吵之后，女孩开始呕吐、失眠、情绪暴躁。等到父母觉得不对劲的时候，女孩的病情已经相当严重了，从偶尔呕吐，变成了天天呕吐，再到后来的一天能呕吐上十多次。不管吃不吃东西都吐，这下全家都急了，这样下去女孩的身体就毁了。他们辗转了很多医院，积累起了厚厚一沓病历，最后的诊断是精神压力引起的自主神经功能紊乱。

什么是自主神经功能紊乱呢，就是因为长期的精神紧张、心理压力过大，以及生气或者精神受刺激等原因，导致内脏功能失调，表现出来的一系列症状，就叫作自主神经功能紊乱。你去做检查，不管是心电图还是胃镜，都检查不出问题来，也就是说，身体脏器没有出现器质性病变。可是，身体却又表现出头痛、呕吐、便秘、胸闷、烦躁等种种病症。

当然，这个女孩的情况较为极端，临床上我见到的还是以偶尔呕吐的孩子居多，通常是在重大考试前夕。显而易见，这些都是因为精神压力过大引起的。对于这些孩子，心病还要心药医，及时对他们进行心理疏导是非常重要的。尤其是性格内向与脾气比较暴躁的孩子，是自主神经失调的高发人群。对于这些孩子，除了关注他们的身体健康，我们一定还要注意进行心理保健。

安静内向的孩子注注更容易生病

首先我要澄清，安静内向绝对不算缺点，也不是坏事。内向作为一种性格特点，有它自身的优点，比如严谨、喜欢自省、做事有条不紊等。但我这里不谈这种性格的优劣，只是想要提醒大家，单就身体健康来说，内向的孩子更容易生病。

单就我们中国人的精神特质来说，我们是沉静内敛的内向型性格的。但是，西方医学界一直认为，忧郁质的人会比开朗的人更容易生病并且更难恢复。美国加州艾滋病研究专家史蒂夫·科尔则认为，就连艾滋病也不例外。他发现，内向型的人，体内的病毒要比外向型的人更为活跃。

事情有没有这么严重，我们不得而知。但可以肯定的是，性格内向敏感的人，由于不善于表达情感和释放情绪，所以更容易出现焦虑、抑郁等心理问题。而这些心理上的压力，或多或少都会在生理上有所投射，更容易出现"躯体形式障碍"。

这种大家可能并不熟悉的疾病，有一个显著特点，那就是他们身上症状的发生，与不愉快的事件密切相关，但是他们却不承认心理因素的存在。患者往往在一定程度上想要寻求他人注意，所以他们的疾病带有某种表演性。当然，他们自己是不肯相信也不肯承认的，因此治疗起来更加麻烦。

给大家举一个例子。有一个小女孩冬冬，老是无缘无故肚子疼，哪次去医院检查都没检查出毛病来。可是为什么她总是肚子疼呢？后来大家综合分析才得出结论。原来，冬冬不爱说话，也不爱跟小朋友玩，而且动作不够灵敏，在幼儿园总是被老师批评，大多数时候都被冷落。而回到家，爸爸妈妈工作太忙，对孩子的关心也不够。

就这样，冬冬在幼儿园、在家得到的关注都不多。时间长了，她的种种负面情绪就通过肚子疼表现出来了。这种肚子疼，从某种意义上来说，是为了引起父母和老师的关注。这就是典型的"躯体形式障碍"，病根在心理上。

如果一个孩子性格内向但是同时非常豁达，那就没问题。但是如果孩子性格既内向又很爱生气，生气了又不善于表达，就会导致自主神经、内分泌与免疫系统长期处于高度亢奋和紧张状态，那就比较麻烦了。在敏感、抑郁、多疑等情绪的长期影响下，人的免疫功能可能会被大大削弱。很多孩子一生气就会闹肚子、肚子疼，这是因为，消化系统是情绪的晴雨表，很容易受损。其他系统的症状，可能需要更长时间才会表现出来。

不过，对于安静内向的孩子，我们也没有必要非去改变他的性格。只是不要因为他不吵不闹就忽视他，而是应该给他们更多的爱和关注。而且，也要教会他们寻找合适的方式排遣情绪，不要生闷气、钻牛角尖。

孩子心神怯弱，不可受到惊吓

恐吓孩子这种事，估计很少有家长没干过。例如"再哭就把你的嘴缝起来""再闹妖怪就把你抓走""再不听话妈妈不要你了"等这种吓唬孩子的话，在大人看来，纯粹是吓唬而已，他们根本意识不到，对于认识能力还不够强的孩子来说这是多么让人恐惧的事情。

有的孩子因为父亲责骂时狰狞的面部表情受到惊吓，从此每天晚上从噩梦中哭着醒来；有的孩子因为姥姥说妖怪会把他吃掉，每到晚上就大哭大闹、精神紧张，而且紧抱着妈妈不放，同时还呼吸急促、面带惊恐；还有的孩子本来特别皮，一见到爸爸马上吓得变老实了，因为爸爸说不听话就不要他了……这样的例子，比比皆是。

大家不要再用吓唬孩子的方式进行教育了，这可能会给孩子的身心都带来疾病。尤其是3岁以内孩子，他们的神经系统还没有发育完全，即便是陌生人恐吓或粗暴的态度，都会让孩子出现夜惊、过度紧张及恐惧的情况，更何况最亲近的家人了，这只会让他们的世界里再也没有安全感。而一个生活在惊恐中的孩子，是很容易生病的。

孩子为什么听到你的吓唬会那么害怕？当然是因为他们信以为

真了，所以屈从于自己的恐惧，选择了听话。在大人看来，妖怪什么
的都是假的，可是在孩子心中那是真的，他害怕，所以不敢不听你的
话。可是大家自己想想看，如果现在有人威胁你、恐吓你，你迫不得
已满足了他的要求、答应了他的条件。可是，这时候你是怎样的心
情呢？

　　没错，一般人被恐吓，心里都会充满愤怒。你肯定想要反抗但
是又无能为力，所以同时也有屈辱。于是，带着这些满是负能量的情
绪，非常不愉快地去做那些被迫要做的事情，你觉得对孩子的身心健
康有益吗？如果这种恐惧经常占据孩子的心灵，很容易让他们精神受
到创伤，轻的会影响到孩子性格，重的会让孩子干脆患神经官能症。

　　大家应该都知道初唐四杰之一的王勃，写出了"落霞与孤鹜齐
飞，秋水共长天一色"的大才子，他是在渡海探亲的时候溺水了，然后
受到惊吓，一病不起，年仅26岁。虽然这段历史无从考究，但也说明
惊恐是多么严重，它有时候真的能要人命。

　　小孩子的脏器没有发育完全，气血不够充沛稳定，对于心神的自
我控制也不够成熟和稳定，所以非常容易受到惊吓。惊吓的同时，伴
随着恐惧心理。"心主惊"，"惊"会使气失去运行秩序而发生混乱，
于是，孩子会出现各种心绪紊乱的症状，比如心悸、噩梦、哭叫、发
热、喝水的时候抽搐等。

　　身为家长，你是孩子最亲近的人，更是安全感的最主要来源。如果
你是一位负责任的家长，任何时候都不应该用恐吓、威胁的方法教育孩
子，也不要强迫孩子去做一些事情。

　　如果孩子受到意外惊吓，这时候我们应该马上用语言和抚触进行
安慰。比如，用手顺着孩子头发轻抚或者轻拍背部，同时用轻柔的声
音安慰他"不要怕，有爸爸妈妈在呢"，这会让孩子得到安全感，安抚
他们受到惊吓的心灵。

小儿肝常有余，谨防肝气横逆或郁滞

很多家长可能觉得小孩子气呼呼的样子挺好玩，有的家长还故意逗孩子生气，然后看到他们气鼓鼓的，自己就哈哈大笑。还有一些家长，虽然自己不会主动去逗，但看到孩子因为一些事情生气，也觉得孩子装大人样挺好笑的。大家没有意识到，这样做有可能伤害到孩子，不仅仅是感情，还有身体。

大家应该都听说过"怒伤肝"，因为怒气会让肝气横逆，血气上升，使肝火旺盛，处于亢奋状态。然而，肝原本的功能是疏通条达，循经下泄的，怒气让它的作用恰好相反了。这就好比一条沟渠，正在好好地往下流动，突然来了一股外力，让水流离开了水渠四处乱窜，是不是会变成灾难呢？肝气横逆也是同样的道理，会伤害身体。

由于"肝藏血"，所以在暴怒之下，肝气横逆，血气也就会随着肝气上升，血就会反冲于皮肤，呈现出怒发冲冠、面红耳赤、青筋暴露等种种表现。所以，你要是看到孩子小脸气得红彤彤的，别光觉得可爱，那可不好玩，你得想想那是怎么变红的。

让孩子暴怒容易导致肝气横逆有损身体健康，那么，孩子不发脾气呢？不发脾气也不好。有的孩子不高兴了会愤怒地大吵大闹，而有的孩子生气了一声不吭，什么都憋在心里。前者容易肝气横逆，后者就容易肝气郁结了。

中医认为，"肝"跟"木"相对应，肝与树木一样，喜欢不被压抑地、特别舒展地生长，所以说"肝喜条达"。如果孩子心里有特别不痛快的事情，情志会感到抑郁，气机则会阻滞，也就出现了中医所说的肝气郁结之证。大家别觉得"肝气郁结就是生生闷气，过一段时间就好了"，不是这样的，肝气郁结会影响孩子的生长发育。

刚才我提了一句"肝藏血"，肝是能够调节我们体内血流量的。当我们身体处于比较安静的状态，比如晚上睡觉的时候，会有一部分血液回到肝脏储藏在那里。早上醒来我们开始活动，肝又会把储藏的血运送到全身，这也就是所谓的"肝藏血，心行之，人动则血运于诸经，人静则血归于肝脏"。如果肝气郁结，那气血自然不会通畅。气血不通畅了，怎么能够濡养五脏六腑？孩子自然不能像风调雨顺时的小树苗一样苗壮成长了。

可是，孩子总有犯错的时候，不能让他郁闷也不能让他愤怒，这还怎么管教孩子呢？对于这个问题，大家可以参考晚明学者吕坤在《呻吟语》中提出的"七不责"，他说："卑幼有过，慎其所以责让之者。对众不责，愧悔不责，暮夜不责，正饮食不责，正欢庆不责，正悲忧不责，疾病不责。"

也就是说，年幼的孩子责备的时候应该慎重。别当众责备，孩子已经惭愧后悔的时候别责备，晚上别责备，吃饭的时候别责备，正在欢庆的时候别责罚，孩子正在忧伤、正在生病的时候别责备。

封建家长制下的古人尚且有这种觉悟，提倡健康育儿的我们，更应该注意教育孩子的方式，在尊重孩子的前提下去教育他，培养孩子良好的性格，才能让他更加健康地成长。

孩子的脾胃病，多与情志刺激有关

西方医学家曾经做过很残忍的实验，他们把猴子吊起来，时不时地用电刺激它，猴子的情绪当然是极其愤怒的。但是，还是会按时喂猴子吃东西。结果没过多久，在这种长时间焦虑不安的情况下，猴子就得了胃溃疡。

人的情况也差不多，想象我们自己，当你极度焦虑紧张的时候，会不会变得没有胃口、吃不下东西？特别开心的时候，是不是也会影响到食欲？偶尔一两次还好，如果频繁受到喜、怒、思、忧、恐五种情志的刺激，就很容易出现慢性胃炎、胃溃疡等症状。

虽然根据"喜伤心，怒伤肝，忧伤脾，悲伤肺，恐伤肾"的说法，伤害脾的是"忧"，但对孩子来说，七情五志致病，首害是怒，所以我们最应该注意的还是怒气。

"怒伤肝"，人发怒的时候，破坏了正常舒畅的心理环境，肝失条达，肝气就会横逆。肝气横逆会伤身，那具体都会伤及哪里呢？这个影响范围是比较大的，但最受影响的，其实还是脾。在五行与五脏的对应中，肝属木，而脾属土。大家想想木跟土是什么关系？木是克土的。

属木的肝就和树苗一样，一旦肝气不舒，就会横逆，横着长，想怎么长就怎么长，这时候，它就会克脾土了。中医说"肝木横逆克脾土"，就是这个道理。所以一个人情绪不好，生气了，容易吃不下饭，或者气得胃疼，这就是怒气引起了脾胃系统的病变。

如果这样说大家还不清楚的话，我们可以从生理角度来看，中医认为，肝的主要作用是疏泄，而脾胃主运化腐熟。如果肝的疏泄功能失调，那么脾胃运化精微之气的功能也会受影响，出现运化功能障碍，出现胃痛、恶心、呕吐、反酸等症状。中医上说的"肝脾不调"和"肝气犯胃"，指的就是这种情况。

我有很多脾胃严重失和的小患者，都是因为在餐桌上经常受数落。由于他们的父母工作比较忙，平时跟孩子交流时间不多，于是在大家坐在一起就餐的时候，就开始给孩子开"批斗会"了。父母你一言我一语发表评论，其中当然不免会有批评。要是孩子顶嘴，那就更严重了，会从唠叨升级为责骂。于是，很多孩子都不敢出声。

这种情况可能很多人都习以为常了，但大家有没有想过，孩子在责骂声中能吃得好饭吗？虽然他把东西都吃到肚子里了，可是肠胃受得了吗？消化得怎么样？时间久了，身体又会受到怎样的影响呢？由于孩子的神经系统发育还不完善，经常这样很可能出现自主神经功能紊乱，胃溃疡也就出现了。

所以，虽然说跟成人相比，孩子得胃病的概率不算大，但孩子脾胃虚弱，出现功能障碍还是非常有可能的。因此，为了孩子的脾胃健康，我们不仅要注意饮食调养，更要注意精神调摄。一方面注意自己的教育方式，另一方面也让孩子的性格更豁达、心胸更宽广一些。只有让孩子心情愉悦，情志调畅，脾胃才能健健康康地"生活"。

带孩子接触大自然，怡情养神

庄子说"天人合一"，其实严格来说天和人本来就是统一的，宇宙万物、大自然才是人类真正的力量之源。婴儿最喜欢的姿势是趴在地上，小孩子会走路之后，依然喜欢在地上爬，他们天然地喜欢玩泥巴，喜欢玩水，喜欢大自然的一切，从大自然里吸收能量。

所以，我一直觉得，现在生活在大城市里的孩子，从出生就一直待在钢筋水泥房子里，没有机会接触大自然，是挺可怜的。人是要经常接接地气的，这个地，不是你们家里的地板，而是土地、泥土。中医说脾胃是后天之本，所以脾胃是后天最重要的东西。而脾属土，脾胃相对应的是泥土。人应该多接触泥土，养好后天之本。

我小时候曾经在乡下住过半年，玩泥巴、掏蚁窝、捉知了、捉泥鳅、爬树、翻墙，调皮捣蛋地满村跑，和大自然的亲密接触，这段时期对我的整个生命特别重要。我建议家长如果有条件的话，也可以带孩子去乡下住上几个月，在大自然里抽空多住、多玩，湖光山色、鸟语花香，对孩子的身心健康都非常有利。

其实不仅中医这样认为，现代医学也有同样的结论。美国作家理查德·洛夫在他的畅销书《林间最后的小孩》中提出了一个术语"自然缺失症"。拥有自然缺失症的孩子，容易出现儿童肥胖、注意力不集中、孤僻、抑郁、易怒等一系列症状。而童年时期多跟大自然接触，则可以降低孩子的压力水平，在对抗抑郁、增加信心和调整心态等方面对孩子都非常有益。

所以，强烈建议住在城市的家长们，开展一些基于大自然的活动项目，多带孩子接触大自然。尤其是春天、秋天，更要多带孩子去散步、爬山，多接触大自然。春天是万物生发的季节，肝主升发，与春天万物萌发之机相应。秋天原本是肃杀之季，五行属"金"，金克木，肝属木，所以肝气容易郁结，情绪容易低落。所以在春秋两个季节要注意排遣不良情绪，让情志生机盎然，心情也更愉快。

除此之外，我们还有很多事情可以做。比如，有可能的话，带孩子去郊外种上一棵树，经常带孩子去给你们的树浇水、照顾它，看着它长大。这对孩子的心灵会有非常深远的影响。

平时晚上吃完饭，只要天气条件比较好，都可以带孩子出去散步。还可以和孩子一起看星星，了解宇宙的奥秘。大家还可以尽量找时间，至少带孩子登高看一次日出和日落。看到太阳从地平线上慢慢升起及消失在地平线下，这种通过感官探索外部世界的过程，是非常重要的。此外，有条件的话还可以带孩子去露营，在星光下露宿，倾听蟋蟀的鸣叫声，让他们亲眼看看什么是露珠。在晴朗的天气里，还可以带孩子看云，让孩子根据云的形状构思故事，这是培养和锻炼孩子想象力、创造力的极佳方法。

以上种种，以及你所能想到的其他与大自然亲密接触的活动，都可以让孩子对这个世界有更真实的感知，这个在自然中学习、探索、体验的经历，对孩子的道德、审美、情感、智力等方面都有极大的作用。

第五章
预防为主——父母最容易忽视的问题

　　中医一向是主张"上工治未病"的，所以预防工作在任何时候都很重要。而且，正所谓"衣烂从小补，病从浅中医"；治病最好的时机，就是在刚刚发现、症状很轻的时候。孩子很多时候不能清楚地表达自己身体的感受，这就要求家长学会细心观察，帮孩子提早预防疾病。在这一部分内容里，我会跟家长一起了解一些最基本的防病小常识，只要肯用心，就可以让孩子少受很多罪。

经常观察孩子的舌头，健康问题早发现

作为健康的晴雨表，舌头可以给我们哪些预警，让我们如何发现生病前兆，并且及时把它扼杀在萌芽状态。

如果孩子健健康康的，舌头应该是柔软、淡红、润泽、舌面有干湿适中的淡淡薄苔、没有异味的。一旦孩子身体健康出状况，尤其是肠胃消化功能有问题，舌头就会表现得淋漓尽致。因为中医认为舌苔由胃气所生，而五脏六腑皆禀气于胃。所以，脏腑的寒、热、虚、实，病邪的性质和病位的深浅，都可以从舌头上看出端倪。

当然，大家可能没有老中医的火眼金睛，不过下面我教给大家的小招数很简单，一学就会，大家可以很方便地大致判断出孩子的身体状况。

先来说舌质，也叫舌体，就是舌头本身。它本来应该是淡红色的，如果变成淡白色，说明孩子气血虚。我们就得当心孩子是不是有可能贫血，可以多给他吃一些益气养血的食物。

如果孩子的舌质变成赤红、绛红色，一般都是有内热，耗伤了津

液，可以给孩子多喝水，多吃一些清热去火的食物。如果孩子舌头呈绛红色，同时伴有大便干燥和口臭，那么一般来说，孩子接下来很容易出现上呼吸道感染，家长要引起重视。

如果孩子的舌头呈现紫色或者有紫色斑块，这是血液循环出现了问题，导致缺氧。当然这种情况不多见，一般出现在新生儿窒息、先天性青紫型心脏病的孩子身上。

如发现孩子的舌面上有白点，连嘴唇上也有，说明孩子可能肚子里有寄生虫。

当然，舌质还得结合舌苔来看，比如，如果孩子舌质偏红，同时没有舌苔，说明孩子是阴虚有热，需要养阴清热，就可以给他喝些莲藕汁、荸荠汁、芦根水等。接下来我们就来讲讲舌苔。

舌苔顾名思义，就是舌头上长的一种苔状的东西。首先得澄清，舌苔的颜色需要是孩子在刷完牙漱完口之后的真实颜色。如果孩子刚喝完牛奶，舌苔肯定是白色的；刚吃完杨梅，舌苔肯定是黑色的；刚喝完橘汁，舌苔肯定是黄色的……这肯定不能作为判断身体状况的依据。

正常情况下，舌苔应该是薄薄的、白白的，但是疾病初起的时候，也会有白而薄的舌苔。很多刚刚得上呼吸道感染或者急性支气管炎的孩子，舌苔就看不出有什么异常。如果舌苔依然是白色的，但是显得厚腻，同时舌头边缘有牙齿的痕迹，这说明孩子湿气比较重。这时候应该让孩子少吃油腻食物，注意用按摩或者喝薏米水等方法赶走湿气。如果孩子的舌苔变成了薄薄的黄色，说明体内火气比较旺，需要清热去火，可以喝一些金银花茶、车前草茶、菊花茶等。如果孩子的舌苔不仅黄而且腻，说明孩子的湿气和热气都很重。这些孩子往往同时会有厌食、口臭、烦躁、大便特别臭、尿黄等表现。家长这时候一定要注意给孩子清热利湿，否则一有外邪进犯，孩子就很容易生病。如果孩子的舌头是所谓的"地图舌"，也就是舌苔斑驳，有一部分剥落了，这说明脾胃之气受损，孩子往往会食欲缺乏、精神萎靡，需补养脾胃。

当然，观察舌头只是一个初步推断，临床上我们会望闻问切，与其他方法结合起来共同参照，才能给孩子的身体状况一个准确的描述。日常生活中我们预防疾病的时候不必这么严格，不过也尽量可以结合孩子的其他表现来判断。

第一种是观察二便。如果孩子小便色黄而短少，说明该清热了；如果小便色白而清长，那就是受寒了；如果便秘，那一般都是体内有热；如果腹泻，一般都是寒证。

第二种是观察精神状态。孩子通常都是不懂得伪装的，身体上的感受会直接表现出来。所以，孩子是不是有精气神，也是一个非常直观的指标。

如果是比较小的婴幼儿，我们还可以听哭声。如果孩子的哭声洪亮，是好消息；如果哭声有气无力或者明明难受却一声不哭，反倒不是好事，建议带孩子去看医生。

第三种是观察体重。如果孩子体重暴涨或者突然变得消瘦，一般都会有营养不均衡的情况发生，我们最好弄清楚原因，以免影响孩子的生长发育。只要家长足够用心，细心观察，孩子健康状况不佳的蛛丝马迹都能被发现，我们就可以尽早做好预防和调理工作，为孩子的健康保驾护航。

流感高发期，如何保护孩子不中招

有的孩子凡流感必中招，有的孩子结结实实很少感冒。不管你是哪种孩子的家长，流感来了，都不得不防。流感跟普通感冒不一样，它在中医里被称为"时行感冒"，属于疫疠，也就是传染病。应对传染病的方法，当然跟由自身原因引起的感冒不同。

在甲、乙、丙三种流感中，对我们危害最大的是甲型流感，也就是大家通常所说的甲流，它的高发季节是春夏之交。在流感高发季节，想让孩子完全避免接触流感病毒是不可能的，如果做好预防工作，我们还是可以很好地减少孩子患病的概率。

众所周知，预防任何传染病，都需要良好的卫生习惯，包括勤洗手、勤换衣服、适时增减衣物、多开窗通风、少去人群密集的场所、戴上口罩、经常给玩具消毒、多锻炼身体提高免疫力等。不过，这里我想要跟大家谈谈专门针对流感的预防措施。

首先是一些简单的小药膳，流感高发季节可以给孩子多吃一些。

第一个是薄荷梨粥。做法是取薄荷3克、去皮的雪梨1个、切开去核的大枣6枚，加水适量，小火煎成汤，过滤掉原材料。然后用小米或大米50克煮粥，粥熟后加入薄荷梨汤，再煮沸就可以了。平时容易上火的孩子，流感高发季节可以每天吃一次。

如果在流感高发季节，发现孩子小便黄、脸蛋红、眼屎重、舌苔厚、大便干，说明孩子内热比较严重。如果孩子同时还有嗓子疼、咳嗽的现象，说明肺积热、有肺火，一定要注意及时清火，否则很容易生病。做法很简单，我们只需要让孩子多喝白开水，同时用冬瓜煮水给孩子喝，因为冬瓜可以清火、利尿，帮助孩子远离流感。

此外还有一个小偏方，防治流感的效果也非常不错，只不过味道不是特别好，有些孩子不能接受。具体做法是用切碎的鲜姜20～30克，放入一大瓶可口可乐中，用锅煮开，趁热喝下。如果孩子可以接受这个味道，不妨试一试。

除了用药膳预防以外，中医还可以有很多其他方法对抗流感。我小时候，每到流感高发季，母亲都会用艾叶或艾条熏蒸房间。一般来说，每平方米可以用艾叶5～10克或艾条1根，熏蒸30分钟~1小时即可。艾叶这味中药，对于流感病毒和其他呼吸道病毒、细菌、真菌等都有不同程度的杀灭和抑制作用。很多人家里不方便用艾叶熏蒸，我建议大家可以常备一些艾条，它能帮我们有效预防各种呼吸道传染病。

在家里可以用艾条熏蒸，出门的时候可以给孩子随身带个中药香囊。大家可以从中药店买来丁香、紫苏、苍术、肉桂、辛夷、细辛、荆芥穗、白蔻仁各2克，把它们碾碎以后装入香囊，让孩子随时携带，也可以预防流感。不过，如果孩子是过敏体质，要当心过敏。

另外，在流感高发季节，我们还可以用花椒水泡脚。大家可以把花椒放在水里煮一会儿，也可以在开水中放入花椒，花椒水属于祛寒类的中药，有温中散寒、燥湿止痛止痒的作用，也能增强孩子对流感病毒的免疫力。

如果有条件的话，还可以自制药汤，用中药泡澡。我们可以用茵陈蒿40克、艾叶40克大火煮沸后，改小火再煮15分钟。关火后，把药液倒入洗澡水中让孩子全身浸泡。茵陈蒿和艾叶在古时候都是田野里特别常见的植物，可以很方便地采摘到，民间常常拿它们来清热利湿，治疗疮疹瘙痒。用它们泡澡，可以帮孩子强身健体，也能预防流感，不过不可以泡太久，5~10分钟即可。

最后不得不提的是中医按摩。预防流感的按摩方法非常简单，我们只需要揉耳朵就可以。具体做法是用双手的食指、拇指分别轻擦耳轮，也就是耳朵的外周，一直擦到感觉耳轮由内向外发热为止。可以每天揉1次，每次5分钟左右。它能补益肺气、疏风解表，通过提高肺的功能很好地预防流感，尤其适合孩子。

当然，以上一些预防措施都是外在手段，它们起到的都是辅助作用。最根本的，还是要提高孩子自身的抗病能力。这就需要孩子在日常生活中规律作息，均衡营养，适度锻炼，保证睡眠，为提高免疫力打下良好的基础。

警惕孩子脾胃虚的表现

孩子从生下来，就开始吃东西，脾胃在经受压力和考验的同时就开始巩固，直到8岁左右才能完全发育好。在此之前，孩子的脾胃一直都是比较稚嫩的，很容易因为调理不当而出现脾胃虚的情况。

当然，脾胃虚分成两个方面，一个是脾虚，一个是胃虚。不过一般我们都会听到医生说"脾胃虚弱"，因为脾为脏，胃为腑，这两个功能是连在一起的。

大家别以为脾胃虚只会影响消化系统，事实上，不仅仅便秘、腹泻、痰多、咳嗽是因为脾胃虚，湿疹、黄水疮、鹅口疮、黄疸、手脚潮湿这些疾病的内因也都跟脾胃有关。

因为在中医看来，脾胃并不是解剖所说的器官，不仅仅在肚子里，而是一个系统，遍布全身。脾胃不好了，直接影响到营养的消化吸收，就会给其他器官和身体健康带来直接或间接的影响。

所以，听起来似乎不怎么严重的脾胃虚，与孩子的生长发育和未来的身体健康都有莫大关系。在五脏和五行的相配中，脾属土，它是人的基础，是根基。所以脾虚了，营养吸收不好，会直接影响到其他器官。那么，你的孩子是否脾胃虚弱呢？让我们来自测一下。

如果你发现孩子的嘴唇是鲜红的，那么他可能是体内有热、脾阴虚，因为嘴唇对应脾，"脾开窍于口，其华在唇"；如果孩子舌苔很薄，舌头很红，那么他也可能是脾阴虚；如果孩子小小年纪就有眼袋，尤其是眼袋发红甚至发紫，很可能是脾阴虚。

上述症状是脾阴虚，孩子还会脾阳虚。如果孩子眼袋大，但是不发红、颜色淡，嘴唇颜色正常或者发白，舌头淡白，舌苔上往往布满牙印，怕冷，白天一动就出汗，气喘，四肢无力，少气懒言，精神萎靡；大便溏泻不成形，吃完饭就肚子胀，同时身体很容易浮肿，有鼻炎，非常容易受寒感冒。那么，他很有可能是脾阳虚。

一般来说，脾虚都是由后天喂养不当引起的，所以健脾最基本的方法还是养成良好的饮食习惯，同时采用一些食疗方案。

简单来说，脾胃虚弱的孩子是应该忌生冷的，不仅凉茶、冷饮要少喝，而且西瓜、雪梨、火龙果、山竹、奇异果、荸荠、螃蟹等寒凉的食物，也要少吃。他们要多吃的，是健脾益气的食物，比如山药、莲子、大枣、香菇、栗子等。

我们还可以给孩子多喝一些粥进行食疗。喝粥可以养胃，下面这些粥，更能很好地帮脾胃虚弱的孩子健脾养胃。

山药莲子粥。山药是非常好的健脾食物，最适合脾阳不足的孩子。莲子也能补益脾胃，它们一起煮，可以温胃健脾，而且味道也不会让孩子讨厌。具体做法是：取适量的新鲜山药50克、去心莲子30克、粳米50克一起煲成粥喝即可。注意莲子和粥都要煮得软烂，这样才容易消化吸收。体态偏瘦、食欲缺乏的孩子，可以适当多吃点。

大枣小米粥。准备大枣10枚、小米30克，先将小米清洗后放入炒锅内，用小火炒至略黄，然后加入大枣和适量水，用大火烧开后再改用小火熬成粥喝。对于消化不良并且伴有厌食的脾胃虚弱型孩子来说，这道粥是非常对症的。

　　麦冬沙参扁豆粥。沙参、麦冬可以甘寒生津、润肺养阴、清养肺胃；扁豆能够健脾止泻。这道粥对于燥伤肺胃，津液亏损的孩子有很好的食疗效果。我们需要准备的材料是沙参、麦冬各10克，扁豆15克，粳米50克。具体做法是将沙参、麦冬加水煮20分钟取汁，用此汁液与粳米、扁豆一起煮粥喝。舌头红、手足心热、便秘的孩子可以多喝一些。

　　可以健脾的食疗方当然不限于上面我介绍的这些，也可以自己选一些健脾的食材，变着花样做给孩子吃。只要大家有这个意识，结合前面我讲过的知识，给孩子补脾胃一点都不难。

　　除了食疗之外，中医推拿按摩也是特别值得推荐的。之前我们在"积食"部分讲过的捏脊，就是简单有效且安全的健脾疗法。除了捏脊，我还推荐给大家按摩足三里。

　　足三里是胃经合穴，也是保健要穴，它能燥化脾湿，生发胃气。

预防孩子上火，不要盲目下火

对孩子来说，最常见的病，要数呼吸系统疾病和消化系统疾病了，而这两类疾病，基本上都是由上火或者脾胃不和引起的。所以我经常会听到家长们说："这孩子只要一上火就感冒。"但我发现很多人对上火是有误解的，所以这里我们先谈谈"上火"。

大家从小到大，或多或少都上过火。眼睛干红、鼻腔胀满、口腔溃疡、咽部疼痛、口臭、小便色黄、便秘、身上长热毒疮、睡眠不好等，都是上火的表现。按理说上火本来不是什么大事，人是不能没有火的，它是一种阳气、一种正气，没有这种火，人就没有了生机。但是这火太大了，阴阳就失去平衡了，身体也受不了，所以一遇外邪，就容易生病。

孩子之所以更容易上火，与他们"三不足两有余"的生理特点有关。也就是说，孩子的五脏中，脾肺肾常不足，心肝常有余。有余就意味着容易"上火"，孩子心火和肝火本身就是偏旺的，所以他们往往会表现出舌头长口疮、舌尖发红等心有余的症状，以及脾气大、容易烦躁、惊风等肝有余的表征。

所以，孩子上火其实很常见。一旦阴阳不调、体内水分流失过多或者便秘、病邪入侵等，都有可能让孩子上火。只是微微上火是常态，火旺的时候才会有表现。所以，为了不让孩子老生病，我们还是要从预防做起，注意让他别上火。

中医把火分为很多种类，有实、有虚。我们大人熬夜，那上的是虚火。孩子上火，经常是实火。实火也有部位的不同，比如心火旺舌尖会发红、小便偏黄；肝火旺眼屎会多、眼干眼痒；脾火旺口腔会溃疡、口干口苦；胃火旺会出现口臭、牙痛、牙龈红肿的症状，还会便秘。所以，清火的时候，我们要根据孩子的表现对症下药，不能随便下火。因为有些大人用的药，比如牛黄解毒丸等，清热效果特别强劲，孩子未必能承受得了。

不管是给孩子清火，还是预防孩子火旺，最安全的方法其实还是食疗。日常生活中，在营养均衡的基础上，可以注意培养孩子爱吃蔬果的习惯，注意控制零食的种类和数量，少吃一些容易上火的食物。

比如大葱、辣椒、胡椒、芥末、咖喱等辛辣食物，它们能助长火热；而炸鸡腿、炸薯条、炸丸子、炖肉等油炸肥甘厚味的食物，不利于新陈代谢，也是火气的来源；羊肉、狗肉等肉类特别容易上火，不能给孩子多吃；荔枝、桂圆、菠萝等热性水果，虚火偏旺和湿热体质的孩子不能多吃；冰激凌等冰品，很容易让体内冷热失调；而人参、甲鱼等补品，更是不能给孩子乱吃，很容易让孩子内热丛生。尤其是秋冬季节，一定要少给孩子吃上述这些热性食物。

那孩子应该多吃什么呢？

梨是清火首选，也是我最常推荐的清火食物。中医认为梨性凉，有清热解毒、生津润燥、清心降火的作用，对支气管、上呼吸道和肺部，滋润效果都相当好。不过由于梨性偏凉，生吃多了可能伤身，所以最好让孩子熟吃。因为熟了以后，梨的寒性会降低，而且润肺、润燥、清火的作用会更好。

推荐川贝母冰糖雪梨盅。做法很简单，只要把雪梨洗干净，在大约五分之一的地方横切，挖去里面的核，然后盖上，做成盅的模样。把适量川贝母捣碎，和冰糖一起放到梨盅内，然后盖上梨盅的盖子，放到蒸锅里隔水蒸5～10分钟就可以了。这道甜点既下火又非常可口，往往很受孩子们的欢迎。

除了梨，柚子是另一个清火明星。柚子的果肉性凉，有止咳平喘、清热化痰、健脾消食的作用，而且它去火的力度较为温和，对孩子来说是很好的清火食物。

柚子清火的食疗方，是大家都非常熟悉的蜂蜜柚子茶。做法也不复杂，准备些柚子和柠檬，剥出柚子果肉，把柠檬皮也剥下来切成丝，越细越好。把柠檬果肉和柚子果肉用搅拌机打成泥状，然后把冰糖加一点水熬化，把柠檬皮放入糖水中煮10分钟，再加入混合好的柠檬柚子果肉，用中小火煮到黏稠的时候即可，冷却之后加入蜂蜜调味。可以一次多做一些，吃不完可以装在玻璃瓶里密封好，放冰箱里，以后吃的时候会比较方便。

除了柚子和梨以外，鲜莲子、白菜、芹菜、莴笋、茭白、莲藕、茄子、百合，它们的清火效果都相当不错。我们还可以用绿豆、鲜藕、甘蔗、大白菜根、荸荠、鲜茅草根、鲜芦苇根等自制凉茶，这里我就不再一一列举了。只需要提醒一点，尽量选择孩子喜欢的、寒性不要太过的食物。只要大家注意多给孩子吃一些润肺生津、养阴清燥的食物，预防上火一点都不难。

孩子睡觉磨牙，当心脾胃不和

磨牙不仅仅是孩子才有的毛病，大人有时候也会半夜磨牙，只是孩子磨牙可能更常见。一般来说，孩子白天磨牙，大都是在出牙的时候。那时候牙龈痒痛得难受，孩子就喜欢咬东西，这种情况下，磨牙棒就可以解决问题。但如果是夜间无意识地磨牙，可能就与健康有关系了。

老辈人常说，孩子晚上磨牙是肚子里有虫了。所以很多家长，尤其是爷爷奶奶、外公外婆带孩子的家庭，一看到孩子磨牙就给他们吃打虫药，这是非常不恰当的做法。很多孩子都是吃了打虫药不见好转才来医院的。

的确，几十年前，像我父母刚做医生那会儿，孩子磨牙他们首先怀疑的就是蛔虫或蛲虫，屡试不爽。可是我们今天卫生条件好了，城市里的孩子很少会有肠道寄生虫了，过去的经验也不再适用。现在的孩子晚上磨牙，大都是因为脾胃不和。

脾胃不和跟牙有什么关系呢？这是因为反映肠道情况的手阳明大肠经，是从手指开始的，虽然顺着胳膊一直到锁骨那里，但它的支脉往上通过了面颊，进入到下齿槽，然后在人中那里交汇。所以，胃肠功能稍有变化，就很有可能反映到牙齿上了。

当然，脾胃不和是常见原因，还有其他一些原因也会让孩子磨牙。比如，晚餐吃得过饱，孩子睡觉的时候还有大量食物没有消化，消化系统就不得不加夜班。由于消化系统加班工作，不知情的咀嚼肌也被动员起来，会不由自主地收缩，孩子就开始磨牙了。所以如果是这种情况引起的磨牙，就不能让孩子睡前吃太饱，也不要一吃完东西就马上睡觉。

但是，如果睡前孩子玩得太兴奋，也有可能磨牙。比如，你给孩子讲了情节特别紧张的故事，或者孩子本身压力比较大，入睡的时候神经系统会过于兴奋，也有可能磨牙。

当然，磨牙也有可能是牙齿本身的问题，如果孩子牙齿排列不齐、牙齿咬合关系不好或者咀嚼肌用力过大等，都有可能让孩子的咀嚼肌无意识地收缩，表现出来就是磨牙。

另外，孩子缺乏维生素D或者睡眠姿势不好，也会导致咀嚼肌发生异常收缩，从而出现磨牙。所以，有这么多原因可以引起磨牙，得对症下药。我们可不能根据老观念，一磨牙就给孩子吃打虫药。

由于现在的孩子磨牙，以脾胃不和居多，所以重点还是要调和脾胃。中医认为，孩子夜间磨牙大都与胃热有关，所以通常会用芦根、茯苓和黄连煎成汤药给孩子喝，但我认为这些中药过于寒凉，我们还是可以用更温和的方法，比如食疗的土方，每晚睡前吃一块生橘皮。怎样调理脾胃，其实前面我已经讲过很多了，这里不再赘述。

脾胃不和是磨牙的一个重要原因，也是磨牙背后的一个隐忧。不过，调理脾胃是一个相对长期的过程，磨牙本身也是不怎么舒服的症状，下面我来讲讲如何缓解磨牙这一症状本身。由于跟磨牙最直接相关的是咀嚼肌，所以我们可以从推拿按摩脸上的穴位入手。

一个是颊车穴。只要使劲儿咬一下牙，脸上会有一块地方凸出来一个包，那就是咬肌，咬肌上有个窝儿，那就是颊车穴。一般人的颊车穴都跟嘴角在一条平行线上，而且上边跟鬓角垂直。如果孩子磨牙，我们可以在他睡觉前，给他揉揉颊车穴，3～5分钟即可。

另一个是下关穴。下关穴在耳朵旁边的侧脸上，约在耳前一横指，颧弓下陷处。张开嘴巴的时候，凹陷里面就有一个包被顶出来，这个包就是下关穴。睡前按摩下关穴，也能很好地缓解磨牙症状。

当然，治标之外我们还要治本。孩子身上表现出的任何异常，都预示着体内有些地方出问题了。作为细心的家长，我们要学会顺藤摸瓜，找出这些小毛病背后的真正原因，孩子也就能少生病了。

孩子口臭，可能有疾病隐患

口臭一点都不鲜见，吃了葱、蒜、韭菜，嘴巴里就会有难闻的味道；吃完东西不漱口，也有可能让口腔有异味。这些暂时性的口臭都没什么问题，因为口臭分为生理性的和病理性的。生理性的一般都是暂时的，比如口腔卫生不好、嘴巴里太干燥等。但病理性的口臭，就值得警惕了。

虽说口臭本身不是某种疾病，只是一种症状，但它很有可能是一些疾病的外在表现形式。所以，如果孩子有口臭，大家不要先着急消除口臭，而是应该找到其根源。一般来说，特定的疾病会散发出特定的气味。凭着这些气味，有经验的医生就可以初步判断是哪些疾病在伤害孩子。下面我们来简单看一下。

如果是腐败性的臭味，一般都是因为口腔炎症或者口腔卫生习惯不好，但只要注意卫生、消去炎症，一般就没有什么问题了。

如果是酸味、馊味的口臭，一般都是孩子胃肠功能紊乱，通常我们会在孩子打嗝的时候闻到这种味道。肠胃功能正常之后，这种味道就会消失。

如果在孩子嘴巴里闻到血腥味，那往往是消化管出血或者鼻子出血才有的情况，一般不需要嘴巴里的味道来预警。

如果是烂苹果味，往往是糖尿病患儿的病情恶化到了酮症酸中毒阶段，是相当严重的情况，必须请医生诊断。

此外，还有大蒜味、鱼腥味、尿骚味等，这些往往都提示是非常严重的疾病，我不希望任何一位家长从孩子嘴里闻到这些味道。总之，对于孩子嘴巴里任何不明原因的气味，尤其是怪异的味道，家长一定要有足够的警觉心。

一般来说，孩子的病理性口臭大都与消化系统有关的。中医认为，口臭是由胃有积热、脾胃火盛、肝肾阴虚、肠腑实热等原因引起的，需要因证施治。下面我们就来看看各种类型口臭的表现，以及该用怎样的食疗方案。

如果是口臭伴随舌头干、牙龈红肿，通常是胃有积热引起的口臭，需要清胃泻热。给大家推荐的食疗方是生地黄蜂蜜水。做法是用生地黄2~3克，加水煎煮30分钟，放温后加两勺蜂蜜调味，每天给孩子喝一点。

如果是口臭伴随口唇干燥，这往往是由脾胃火盛引起的，需要清泻脾胃。给大家推荐的食疗方是藿香粥。只需要把藿香15克洗干净，放入铝锅里加水烧开后，再小火煮5分钟，然后弃渣取汁，放在一旁备用。接着用粳米50克正常熬粥，等粥快好的时候加入煎好的藿香汁，再煮沸就可以起锅了。

如果是口臭伴便秘，往往是由肠腑实热引起的，需要滋阴通便。给大家推荐麦冬粥。做法是将麦冬20克洗净，放入锅中加水煮开后，弃渣取药汁待用。然后粳米50克洗净放入铝锅里，加水适量，再将麦冬汁和适量冰糖一起放入锅内，大火烧开，然后小火煮熟即可。

如果口臭是酸腐的味道，往往是因为积食，这时候需要消食导滞。这种口臭在孩子身上比较常见，家长们要引起注意。可以尝试一下陈皮炒米粥。做法是将大米30克洗干净后，在铁锅内用慢火炒成黄色，然后与陈皮5克一起放到锅中，加入适量清水煲粥。粥煮好后，加入少许盐或红糖调味即可。

如果是口臭伴随着口咽干燥、形体消瘦、腰膝酸软，往往是肝肾阴虚引起的，需要滋补肝肾。不过这种情况在成年人身上比较多见，孩子身上比较少见。可以采用的食疗方是枸杞子山药汤。我们可以把适量山药段和枸杞子放在开水中煮2~3分钟，用凉水冲凉待用。然后保留少许煮山药枸杞子的水，加入冰糖小火煮至全部溶化，再加入少量白醋，将汁收稠。接下来把做好的酸甜汁倒入山药枸杞子里，入味半小时就可以吃了。

当然，光靠食疗还不够，还要结合良好的饮食和卫生习惯，比如多喝开水、睡前少吃东西、早晚刷牙、饭后漱口等，才能保证孩子远离小臭嘴。

一进幼儿园就生病，家长该怎么办

很多家长都觉得孩子上幼儿园了自己就可以放松了，然后他们马上就会发现，自己的想象太美好了。原本不怎么生病的孩子，入园以后开始经常生病，从感冒到肺炎再到手足口病，简直让人焦头烂额。

这种情况其实也很正常，幼儿园是一个公共场所，人多，空气质量相对较差，这对于一直在家里被保护起来的孩子来说，不适应也是难免的。这种不适应，除了生理上的，还有心理上的。离开熟悉的环境和家人，或多或少会有恐惧、焦虑的心理，这些心理压力会让孩子身体处于应激状态，影响免疫力。而且3岁左右的孩子，免疫系统还没有发育成熟，所以很容易感染或者被传染一些疾病。

需要提醒大家注意的一点，有的孩子在幼儿园里看上去每天都在感冒，但其实不一定真是感冒。我的一位小患者敏敏就是这样，她上幼儿园之前健健康康的，可是她妈妈发现她一去幼儿园就开始流鼻涕、咳嗽，接回家也一直咳嗽，咳得晚上都睡不好。在家里过上一段时间再送回幼儿园，可是没过几天就又感冒了。敏敏妈妈一直以为是幼儿园里卫生有问题，或者是生病的小朋友多，孩子被传染上了感冒。但其实我给敏敏诊断的结果是过敏性咳嗽。要是继续发展下去，有可能发展为过敏性哮喘。

原因是什么呢？其实敏敏这样的案例我也没少接诊。根据其他患者的经验，我跟敏敏妈妈说，还真不是幼儿园不讲卫生，可能是太讲卫生了，总用消毒液消毒。一方面很多幼儿园的消毒方法不够专业，有操作不当的地方，另一方面孩子的肺脏娇嫩，尤其是过敏性体质的孩子，就很容易咳嗽、流鼻涕。

对于这个问题，一方面我们得跟幼儿园交涉，另一方面自己还要想办法。最根本的，当然还是增强孩子体质。增强体质，基本上也就是从饮食和运动两方面着手，在营养均衡的基础上，多给孩子吃一些有营养、能增强免疫力的食物，同时天气好的时候，多带孩子去户外活动。很多家长都懂得这个道理，但这是一项长期工程，最难的是坚持。

增强体质是根本措施，除此之外，我们还可以根据经验做出一些预防措施。在孩子入园之前，我们需要给他们养成良好的生活习惯，包括让孩子在规定时间内独立吃完饭、定时如厕等。另外还要给孩子做入园的心理教育，让他们知道上幼儿园意味着什么，也让孩子知道幼儿园里的生活程序，尽可能地消除孩子对新环境的恐惧心理。心情好了，抗疾病的能力也就增强了。

值得一提的是，在孩子上幼儿园之前，一定要教会他们说两句话：一句是"老师，我要喝水"，另一句是"老师，我要上厕所"。我跟不少便秘的孩子交流过，他们中的大部分都不敢告诉老师自己想要便便，于是就一直憋着，这样能不便秘吗？

孩子入园之后，我们需要及时给孩子增减衣物，另外为了避免孩子感染一些传染病，还要告诉孩子，不能乱用其他小朋友的东西，当然自己的杯子、小毛巾等也应该自己用。养成良好的卫生习惯，才能更好地远离病菌。

　　孩子每天从幼儿园里回家以后，我们还可以用淡盐水给他漱口，它能安全有效地清除口腔里的大量细菌。我们可以让孩子仰着头，在口里含着漱口水，让盐水能够充分冲洗到咽部，这样效果最好。当然，如果没有淡盐水，用清水漱口同样可以保护孩子不受一些细菌的侵袭。

　　总而言之，孩子在入园的前半年容易生病是很正常的。在这段时间，家长一定要更加细心，一看到孩子有生病的苗头就要当心，别把小病拖成大病。一般来说，在我们的精心呵护下，孩子的免疫力会越来越强，等孩子适应以后，就不会那么容易生病了。

春不忙减衣，谨防呼吸道感染

在儿科疾病中，呼吸道感染是最常见的，排名第一。不管是发热、咳嗽、咳痰、流鼻涕、打喷嚏，还是咽痛、咽痒、咽哑、头痛、头晕，都是呼吸道感染的常见症状。这些症状，在你家孩子身上也不陌生吧？

虽说呼吸道感染特别常见，但是"存在即合理"这句话在这里并不适用，我们肯定不能采取听之任之的态度，还是要积极预防。呼吸道疾病一年四季都会出现，但春冬季节尤其多，特别是在春季。

这是因为除了天气乍暖还寒、变化无常之外，在风阳扰动、万物生长的季节，细菌、病毒也开始活跃起来，而四处飞扬的花粉也成了传播疾病的帮凶。再加上孩子本身处于生理性免疫功能低下状态，所以更容易感染。

那么，我们该怎样预防呢？总结起来，主要就是下面四句话：衣服暖和、饮食科学、通风干净、心情愉悦。饮食要科学、营养要均衡，同时家里要注意通风和整洁、心情要愉悦以提高免疫力，这些内容大家都应该很好理解，也是一年四季都应该遵循的原则，这里我着重谈一下穿衣服的问题。

老辈人常说"春捂秋冻"，这个在悠久历史中总结出来的防病知识，还是很科学的。大家可能还听过"二月休把棉衣撤，三月还有梨花雪""吃了端午粽，再把寒衣送"的俗语，都是劝人们春季不要着急减衣，尤其是体质比较弱的老人和孩子。

但是，这个"捂"也不是说春天还给孩子穿羽绒服，凡事都有个度，肯定不是穿得越多越好。那穿多少才算合适呢？大家可以记住一个标准，"后背无汗、手脚不凉"，这样就可以了。

而且，在春天孩子穿衣服还要遵循另一个原则，那就是"下厚上薄"，因为孩子的腿脚，对外界寒冷更为敏感。双脚受寒，就会引起上呼吸道黏膜的血管收缩，抗病能力下降，很容易出现呼吸道感染。如果肚子着凉，就很容易腹泻，所以下面的衣物要厚。

上面的衣物为什么要薄呢？因为上半身离心脏比较近，比下半身更暖和，所以不需要太厚，能起到"保温"的作用即可。保温就是保护阳气，在春天可以起到养阳的作用。如果穿得太多出汗，反倒容易着凉。需要注意的是，脖子后面有三个受风的要穴，当心不要受风。

不过，不同体质的孩子，要穿的衣物也稍有不同。因为孩子体质不一样，耐受冷热的程度也不同。一般来说，如果孩子"捂"着时，不觉得咽喉燥热、身体冒汗，即便气温稍高，也不必急着脱衣；如果孩子表现得特别怕热，就可以稍微早点减衣。

而且，衣服的多少也不是一成不变的，我们要根据气温的变化给孩子及时增减衣服。比如从屋里到屋外，要加件衣服。早晨穿得很厚，中午可以适当减一件。需要注意的是，要是孩子已经玩得出了好多汗，就不要着急给他脱衣服了，等汗落了再说。

穿好衣服之后，我们再来看看吃什么能预防呼吸道感染。春天的季节特点决定了它易热也易寒，所以食物就得不寒不热、不腻不燥，也就是要多吃性味甘平的食物。比如麦谷类食品、豆制品、蛋类、蘑菇、莲子、山药、荠菜等。下面我给大家介绍几款管用的食疗小方。

第一个是胡萝卜山药粥。做法是取胡萝卜、山药各一根，去皮后切成小块备用。然后用适量粳米煮粥，粥煮到半熟时加入胡萝卜及山药块，把粥煮好就可以食用了。山药有健脾、除湿、补气、益肺、固肾、益精的功效，能够健脾益胃；胡萝卜含有多种维生素，可以提高呼吸道黏膜的免疫力。所以这道粥营养丰富，春天可以给孩子适当多喝一些。

第二个是黄芪大枣水。做法是取黄芪15克，大枣15枚加水适量，用小火煮1小时以上。每天煮一次，分成两三回给孩子喝。黄芪为"补药之长"，对五脏之虚均有补养作用，可以提高免疫力；大枣滋养强壮、健脾和胃、养心安神。它们一起煮成水，特别适合给容易感冒并且有贫血症状的孩子喝。

第三个是太子参麦冬枸杞粥。做法是取太子参12克、麦冬12克加水煮30分钟，去渣取汁。然后用这个汤汁，加上枸杞子12克和粳米一起煮粥，早晚给孩子各吃一次。太子参可以补气养阴，枸杞子滋肾明目，麦冬养肺、肾、胃阴，它们一起煮粥，可以补气养阴，增强免疫力，也特别适合给体质较弱、容易感冒的孩子食用。

除了注意给孩子增减衣物、食疗保健，春季我们还要注意观察孩子体温、呼吸、精神变化，一旦发现有疾病的苗头就尽早就医，这样才能更好地让孩子安然度过疾病多发的春季。

夏防暑湿，最宜养脾胃

在中医看来，一年是包括五个季节的，春、夏、长夏、秋、冬。这个多出来的长夏，包括了夏季的后两个节气和秋季的前两个节气，也就是，每年小暑、大暑、立秋、处暑这四个节气所处的时间，大都是七八月份。这个时期的特点是湿热蒸腾。而湿邪易困脾胃，尤其是老人和孩子，所以有"长夏最宜养脾"的说法。

其实不只是七八月份，整个夏天，养脾都非常关键。因为夏天，季节的特点都是湿热，很多体内湿气重的人，在夏天会更加明显。湿气重的后果是什么呢？中医认为脾有"土"的特性，而土很容易吸水，所以湿气进入体内最容易伤脾。脾受伤以后，运化水谷的功能就会受影响，一方面导致脾胃失和，另一方面脾湿会产生痰湿，痰湿会阻碍身体排湿，让湿气聚集得越来越多，恶性循环就这样形成了。

所以，在湿气重的夏天，我们一定要防止湿热侵袭，好好养脾胃。那么，该怎么判断孩子有没有被湿邪所犯呢？下面这些标准可以作为参考：每天起床都觉得特别困倦、无精打采，整个人也懒得动；早晨的时候眼皮明显是肿的，或有下眼袋；舌苔厚腻；舌体胖大或舌边缘有明显齿痕；胃口不好，消化功能也不好；头发爱出油、面部油亮；睡觉流口水；耳内湿（耳内耵聍湿）；排便黏稠不易冲掉。如果孩子身上有这些症状，基本上可以肯定他体内有湿。

有湿怎么办呢？那就去湿。可是这湿邪不好除，俗话说"千寒易除，一湿难去。湿性黏浊，如油入面。"湿跟什么都能掺和在一起，它跟寒在一起叫寒湿，跟热在一起叫湿热，跟风在一起叫风湿，跟暑在一起就是暑湿。跟谁在一起，都"如油入面"，很难除去。所以，除去它不是一朝一夕的事情，大家一定要耐心坚持。

想要健脾除湿，最值得推荐的，当然还是食疗。整个夏天，饮食原则应该是以健脾、清热、利湿为主，首选清淡、有营养、易消化的食物，比如苋菜、冬瓜、扁豆、薏米、绿豆等，少吃冷饮冰品。

而祛湿健脾最著名的食疗方，非红豆薏米粥莫属。它的做法很简单，取红豆、薏米各30克，洗干净后放进锅里加水熬煮就可以了。薏米被《神农本草经》列为上品，利肠胃、消水肿、健脾益胃的功效非常显著。红豆也有明显的利水、消肿、健脾胃功效，而且还能补心。薏米和红豆熬成粥，既好消化，还可以很好地消肿去湿。需要注意的是，煮这道粥的时候不能加大米，因为大米长在水里，中医认为它本身含有湿气，会影响功效。

这道粥还可以根据需要千变万化。比如，如果孩子有精神不足、心悸贪睡的表现，可以加点桂圆；孩子心火旺、舌尖红的时候，可以加点百合、莲子；孩子着凉感冒、食欲缺乏的时候，可以加点生姜，只是生姜不能放太多；如果孩子咳嗽，可以加梨；如果孩子身体羸瘦、食欲缺乏，可以加上山药。总之，根据孩子身体的具体状况加减食材就可以，功效都很好。

除了薏米，另一味中药"茯苓"，也是除湿健脾的明星。只是茯苓跟薏米不一样，它不能直接当食物吃，所以应用不够广泛，不过我们可以在炖菜的时候适当加入一些。

在炖菜、炒菜的时候，还可以加入另一味中药陈皮，它在养脾方面功效也很好。还可以用干的橘皮泡水喝。

另外，所有带有"瓜"字的蔬菜水果，不管是西瓜、冬瓜，还是苦瓜、南瓜，都有一定的利水除湿功能。所以，夏天为了除湿，不妨多吃一些瓜类。只是，西瓜、苦瓜性偏寒凉，孩子脾胃虚弱，不能多吃。

除了最方便有效的食疗，我还常常给大家讲一个小窍门，那就是用艾叶泡脚。艾叶是一味中药，可以祛湿止痒、散寒止痛。具体方法是把干艾叶10～15克放到适量冷水里，水开后用小火煎10～15分钟，用此水泡脚，最好能泡半小时左右。当然，在此期间水温是要保证的，不能低于35℃，所以大家最好多熬一些装在保温瓶里随时添加。

最后，出汗是非常好的去湿方法。虽然天气很热，但是也要运动。让孩子每天坚持适量的运动，对他的身体是非常有益的，只需要注意防暑即可。

秋燥来袭，防止肺实热

在我国大部分地区，秋季的特点都是风多雨少，气候干燥。从潮湿的夏天进入到干燥的秋天，孩子的身体会因为气候的变化而出现不适，口舌生疮、咽干唇燥、流鼻血、大便干结等可能会一一找上门来。咽干喉痛、咳痰不爽等肺热的症状，也特别常见。

初秋，盛夏余热未消，气温仍然较高，所以被称为"秋老虎"。但白露之后，天气干燥，昼热夜凉，寒热多变，易伤风感冒，旧病也易复发，所以也有"多事之秋"的说法。

中医认为，"多事之秋"是一个由热转寒，阳气渐收、阴气渐长，由阳盛逐渐转变为阴盛的时期。在这个季节里，养阴是养生的重要原则，而养阴的重点就是养肺阴，要防燥润肺，防止孩子出现"肺实热"。

不过，虽说秋燥最容易伤肺，但秋天同时也是养肺的最好季节。中医认为肺属金，秋天雨水减少，气候干燥，燥而润之，所以秋天需要养肺。

该怎样滋阴养肺呢？最基本的还是从衣、食两方面入手。先说穿衣。老辈人常说"春捂秋冻"，因为过早给孩子穿太厚衣物容易"上火"，而且穿太多容易出汗，出汗后凉风一吹，反而更容易感冒。这原本是没错的，但是大家在具体实施的时候也要注意把握度，也不能穿太少了，让孩子在寒风中瑟瑟发抖。尤其是体质较弱的孩子和婴幼儿，以及有呼吸道病史的孩子，防寒保暖是相当重要的，一定得注意根据气温变化增减衣物，穿得不多不少正合适才行。

接下来是饮食，从某种意义上来说，食物构成重塑了我们的身体，所以食疗的作用再怎么强调都不为过。只是，它不像药物一样有立竿见影的效果。但是，用食物一点一点累积起来的免疫力，才是更持久可靠的，我们需要有耐心和信心。

既然是秋燥，那么饮食方面首先我们要注意多喝水，然后秋季饮食的原则是润肺、清淡。可以多吃补充滋阴润肺的食物，给内脏尤其是肺部一个湿润的环境。比如乌骨鸡、芝麻、蜂蜜、核桃、莲藕、豆浆及花生、鸭蛋等，它们都是生津润肺、补益肺气的食材。还有大枣、莲子、山药、南瓜和茭白等都是适合在秋季食用的食物。

下面这些食物，清肺润肺、止咳化痰的效果特别好，在这里给大家重点推荐，它们是白萝卜、柿子、橄榄、薄荷、竹笋、百合、银耳、豆腐、无花果、梨。就拿梨来说，它有清热解毒、润肺生津、止咳化痰等功效。生食、榨汁、炖煮或熬膏，对咳嗽、支气管炎等症都有较好的辅助治疗效果。如果与荸荠、蜂蜜、甘蔗等榨汁一起喝效果更好。

在这里给大家推荐几道食疗方，万一孩子已经出现肺热症状，我们可以及时调理。

第一道是香蕉冰糖水。做法很简单，只需要把成熟香蕉3只去皮切成块，然后加适量冰糖，煲成糖水喝就可以了。香蕉有清理肠胃的功能，可以把痰涎往下排出。此外，它还有滋润祛燥、止热咳的作用，对燥热咳嗽效果很好，大家不妨试一试。

第二道是川贝母炖豆腐。做法是把川贝母15克打碎或研成粗末，跟冰糖一起放在豆腐上，放进炖盅内，加盖，用小火隔水炖1小时。然后喝汤吃豆腐及川贝母末。川贝母能够清热润肺、化痰止咳，豆腐益气和中、生津润燥、清热解毒。它们一起用小火炖，药食结合，可以很好地清热润肺、化痰止咳，对于肺有燥热、急慢性支气管炎、感冒引起咳嗽的孩子，食疗效果都比较好。

当然，除了衣食之外，防止孩子肺热，我们还可以综合考虑，从各方面入手。比如，保证生活规律、保证睡眠质量、适度锻炼增强体质、创造一个温馨和谐的家庭环境等，这些都是提高孩子免疫力、防病治病的基础。

冬防着凉，预防常发病

在我国大部分地区，一到冬季，孩子就裹成了个球。可是，好像还是防不了寒邪，冬季是孩子风寒感冒、急性上呼吸道感染、急性哮喘等呼吸系统疾病和轮状病毒肠炎、腹泻等消化系统疾病，以及冻疮等皮肤病的高发季节。其中相当一部分，都是与寒邪侵犯有关的。

很多家长都弄不明白，为什么孩子穿得那么厚，室内温度那么高，还着凉感冒。一般来说，都是忽略了一些细节。

比如，前一阵子有一个孩子是爷爷奶奶带着来就诊的。孩子已经风寒感冒3天了，奶奶抱怨是爷爷给孩子洗澡的时候让他着凉了。爷爷不同意，说卫生间温度很高，而且洗完马上给孩子擦干穿上衣服了，不可能感冒，反而怪奶奶是不是白天开窗通风，让房间温度过低了。奶奶也不答应，说暖气那么足，房间温度绝对没问题，一直在26℃以上。俩人你一言我一语，就在诊室争执了起来。

我仔细问了一些情况以后，问爷爷给孩子洗澡后有没有把孩子身上都擦干，爷爷有点迟疑了，说不能保证。这就是原因了，很多家长天天给孩子洗澡，可是又不能保证完全擦干，尤其是颈下、腋窝等部位，往往是潮湿的。还有头发，小男孩的短头发，也很少有家长给吹干。他们可能担心擦得太仔细会耽搁时间让孩子着凉，其实浴室内外温差是很大的，即使穿得再厚，那些没擦干的位置，仍然会在较低温度的影响下着凉。

除了洗澡注意保暖之外，预防孩子着凉最好的办法就是避免在冬季出汗。我们常说的着凉，其实是体内温度突然降低，让病菌趁机侵袭呼吸道，于是诱发了各种呼吸道疾病。而孩子出汗之后再接触冷空气，就非常容易着凉。冬季不要给孩子穿得像个棉花糖，因为孩子心脏的收缩能力有限，所以到达四肢末梢的血液相对较少，手脚冰凉很正常。因此，不能觉得孩子手脚凉就加衣服，而是要看脖子的温度，只要脖子不凉就没问题。

除了防止着凉感冒之外，我还想说一下冻疮。很多家长给孩子穿得不少，可是带孩子出去玩的时候，却没有给裸露在外面的皮肤做防寒保护。于是，那些暴露在低温下的皮肤，体表的血管会发生痉挛，血液流量因此减少，那些离心脏较远的手脚、耳朵、面颊等位置，就很容易出现组织缺血、缺氧的现象，细胞受到损伤，开始充血发红，就成了冻疮。

虽然冻疮不是什么要命的疾病，天气暖和了自己就会好。可是看着孩子红肿的皮肤，又痒又痛的，着实让人心疼。所以，带孩子去户外活动的时候，衣服要适当宽松一些，鞋子透气性要好，而且一定不能小，否则会影响脚部的血液循环，很容易冻伤。还要注意在脸上、耳朵上涂抹护肤油。如果天气特别寒冷，就不要在户外逗留太久，更不要让孩子在冷空气中安静久坐。

如果孩子往年出现过冻疮，今年复发的可能性极大，那么在冬天到来之前，我们用茄子干煎汤，浸泡或者经常浸洗曾经出现冻疮的位置，可以起到预防作用。

最后给大家介绍一些在寒冬抗寒防病的方法。

首先是多喝白开水。冬季跟秋季一样气候干燥，再加上北方往往有暖气，人体非常容易缺水，一定要给孩子多喝点白开水，这是任何饮料都不能替代的最佳饮品。

其次，可以经常喝一点大枣姜汤。生姜祛寒的功能大家都知道，把生姜5片、大枣10枚煎成汤，每晚给孩子喝一次，可以增强他的抗寒能力，避免感冒着凉。

另外，还有一个简单易行的方法，可以在床头放上一个柑橘。柑橘清新的味道是可以祛除病毒的，能很好地预防上呼吸道疾病。

总而言之，在寒冷的冬季，防寒保暖是预防疾病的基础，注意各种细节，出门前做好防护措施，只要我们足够细心，就能很好地抵御外邪，让孩子安然地度过严冬。

第六章
保健调理——小技巧带给孩子好体质

很多人常常以为看中医就是吃中药，其实中国传统医学的内核要丰富得多。在悠久的历史中，中医学以阴阳五行、气血津液、五脏六腑等为基础，发展出了一整套中医传统疗法，从药疗到食疗，从推拿到针灸，建立起了一个庞大而又完善的系统。其中，针灸、拔罐、推拿、刮痧等方法，保健效果都是相当不错的。在这部分内容中，我们就来一起看看怎样利用一些简单的物理疗法来给孩子调理身体，达到防病治病的效果。

捏脊，治疗脾胃和肺系小毛病

其实前面讲"积食"的时候，我已经跟大家提过捏脊了，但这里还是很有必要拿出来单独讲一讲，因为对7岁以下的孩子来说，捏脊是非常好的保健手段，既安全又有效，而且孩子不会产生什么痛苦，生理上和心理上都更容易接受。

捏脊的手法前面简单谈过了，现在具体讲讲。准备工作是让孩子趴在床上，背部保持平直、放松。家长把手洗净，搓暖，双手的中指、无名指和小指握成半拳状，食指半屈。然后，用双手拇指的侧面，抵在孩子的尾骨处。

准备动作做完以后，把大拇指与食指相对，开始向上捏起皮肤，同时向上捻动。两手交替，一边提捏，一边向前推进，沿着脊柱两侧，从尾骶部的长强穴一直推到项部的大椎穴，这是第一遍。

第二、三、四遍，仍然要按照前面的方法去捏脊，但是每捏3下，可以把皮肤向上提一次，这叫作"三捏一提"。如果每捏5次提一下，就是"五捏一提"。还有"只捏不提"的，这取决于孩子的具体需要。第五、六遍的时候，仍然重复第一遍的动作。最后还有一个收尾动作，就是两手的拇指指腹，分别自上而下揉按脊柱两侧3~5次。

捏脊对食欲缺乏、消化不良、积食、慢性腹泻、便秘等胃肠疾病和反复感冒、咳嗽等肺系疾病，都有很好的保健效果。这是因为，捏脊是用捏和提刺激背部的督脉和足太阳膀胱经。督脉的作用是总督一身阳气，而膀胱经上分布着心、肺、肝、胆、脾、胃等脏腑的背俞穴。刺激这些经络穴位，可以起到调理脏腑、增强体质的作用。

身体健康的孩子，平时我们也可以给他捏脊。作为一种保健手法，捏脊可以帮助孩子的五脏六腑功能更快地趋于完善，而且能够促进全身气血运行，对孩子的生长发育、免疫力提升等都有很好的保健作用。但是需要提醒大家的是，捏脊对于慢性疾病的疗效很好，它的长处在于慢慢调理，对于急性腹泻、感冒的孩子，还是应该先祛除病邪。

而且，捏脊对孩子的年龄也有要求。半岁以下的孩子，我不建议捏脊，主要是因为婴儿还太小，可能还不会翻身、不会自己俯卧，这样的话捏脊过程中可能会出现窒息的危险。而7岁以上的孩子，不是不能捏，只是效果可能会打折扣。因为孩子的背部肌肉已经比较厚了，可能不那么容易提起，穴位也不容易点按到位，效果自然受影响。

对于不同年龄的孩子，捏的手法和频率也是有差别的。如果孩子比较大，力道可以相对大一些，刺激可以相对强一些。如果孩子比较小，应该轻一些。一般来说，"三捏一提"的刺激程度最强，而单捏不提的程度最轻。如果我们的目的是日常保健，可以每天一回，"五捏一提"或者"单捏不提"就可以。如果目的是治疗脾胃虚弱等疾病，可以每天一到两次，建议大家"三捏一提"。当然，这需要根据孩子的年龄和体质来做最终决定。

不管刺激力度和频率怎样，孩子的皮肤都很娇嫩，我们一定要控制好力道，指甲更是要修整光滑。而且如果孩子脊椎两侧皮肤有破损的时候，就不要捏了。刚开始做的时候，手法一定要轻柔、敏捷，不要让孩子产生反感情绪，之后可以慢慢加重一点。每次的时间也不宜太长；3~5分钟就可以。关键是坚持，而不是"一口想要吃个胖子"。

至于捏脊的时间，最好是早晨起床后，或者晚上临睡前，两顿饭之间也可以，但尽量不要在饭后1小时内进行，否则不仅孩子趴着不舒服，也会影响捏脊的效果。另外，不要在孩子睡着的时候捏，也不要在他正哭闹的时候捏。当孩子配合、背部平正而且肌肉放松的时候，效果才是最好的。

刮痧，帮助排出体内毒素

"刮痧"中所说的"痧"，其实是从皮肤下最薄的微血管中渗漏出来的血液，它是含有毒素的。理论上，身体非常健康的人，是刮不出痧的。只有当我们的身体正气不足，或者感受外邪，或者内在脏腑功能失调的时候，才会导致经络不通、气血不畅、代谢产物积聚。这时候，通过刮痧，利用刮板向下的压力，让含有毒素的血液从毛细血管壁渗漏出来，也就形成了"痧"。

简单来说，刮痧是一种"泄"法，是借助外力，让体内的毒素更快地排出体外。操作得当的刮痧，不会伤害身体，只会帮助身体疏通经络、活血化瘀、祛除风寒、调整脏腑。所以，孩子中暑、暑湿、脾胃功能不好、过敏性鼻炎、发热等小毛病，都是可以通过刮痧改善症状的。

我是主张能不吃药就尽量不要吃药的，不管是中药还是西药。所以，如果看到小患者体质和精神都不错，病情也不严重，就会建议给他们用物理疗法，偶尔我也会亲自做个示范。如果是咳嗽、打喷嚏、感觉酸痛无力等感冒初期的孩子，我就会建议背部刮痧，一天一次或者隔天一次，通常都会比较迅速地缓解病情。

其中的道理是，不管是风寒感冒还是风热感冒，都与风邪有关，而风为阳邪，容易侵犯阳位，背部为阳，所以在风邪侵入时背部会首当其冲，治疗的时候也应当从背部入手。背部分布的督脉和足太阳膀胱经，通过刮痧刺激它们，能够振奋一身之阳、调整脏腑功能，所以对治疗感冒和增强孩子的免疫力都有很好的效果。

刮痧操作起来也比较方便，只需要准备一块刮痧板，推荐牛角材质的。先把需要刮的部位用温水洗干净，然后均匀涂抹上刮痧油或者按摩油，用刮痧板反复刮动、摩擦就可以，时间上没有限制。如果是治疗疾病，可以用刮板厚的一面对着手掌；如果是日常保健，可以用薄的一面对着手掌。不过，刮痧虽然方便易学，但还是有很多注意事项的。

首先，一定要保证室内温度，千万不要让孩子着凉，也要注意避开风口。夏天刮完痧，也不能用空调和风扇对着刮痧的部位吹。而且，由于孩子的皮肤非常娇嫩，也为了避免风寒等病邪侵袭，需要等待皮肤毛孔闭合恢复原状后才可以洗澡。所以，最好在刮痧4小时后再洗澡。另外，可以在刚刮完的时候喝一杯温开水，帮助排毒。

虽说刮痧保健效果不错，却也不是人人都适合的。如果你的孩子太小，女孩7岁之前，男孩8岁之前，我是不建议刮痧的。从中医角度来看，孩子是纯阳之体，不宜发散过多。而且，刮痧会造成或轻或重的皮肤损伤，孩子皮肤太娇嫩，如果不注意护理，有可能会感染。

刮痧会让皮肤有轻微的痛感，成年人知道这是为自己好，所以不会有那么强的排斥心理。但孩子不一样，如果他感觉疼痛，会有强烈的恐惧和排斥心理，就像害怕打针一样。我们知道，心情对身体有很大影响，与其在孩子既抗拒又害怕的情况下调理，还不如不调理。

如果你的孩子年龄已经比较大了，给他刮痧的时候，也一定要注意力道，最好控制在平时给孩子搓澡的那个力度。而且，需要在刮痧部位涂一些润滑剂，比如凡士林软膏、护手霜、红花油都可以充当润滑剂。或者，找一块干净的棉布盖在刮痧部位，刮到孩子皮肤微微发红就可以了，不要求一定出痧。

即使孩子出痧也没关系，对皮肤的影响只是暂时的，通常只要控制好力道就没有实质性伤害。切忌把孩子身上刮得又黑又紫。如果孩子皮肤高度过敏，或者患有皮肤病的时候，一定不要刮。

根据家长们的反映，有的孩子刮痧效果特别好，简直称得上是神奇。有些孩子刮痧效果不明显，但是用艾条熏的效果特别好。所以，任何一种保健方法，都不能保证对所有人都有效，我们可以在保证安全的前提下尝试，找到最适合孩子的方法。

推拿按摩，方便有效的保健法

我在这里先给大家科普一下，推拿和按摩，其实指的是同一样东西，只不过按摩是从古到今一直在用的，而推拿是明代才出现。虽然大家可能对按摩这个术语更熟悉，但其实推拿的内涵更丰富，因为我们用的推拿手法，早就不限于"按"和"摩"了。大家可以发现，很多中医院只有推拿科，你是找不到按摩科的。如果你想给孩子做按摩，肯定是要去推拿科。考虑到大家的习惯，很多医生还是会按摩、推拿并用。

我是比较推崇小儿推拿的，因为它在治疗消化系统、呼吸系统等疾病时效果明显。我常常建议家长把推拿和食疗一起，作为治疗疾病的辅助手段，也可以作为日常保健手法发挥预防作用。但是请注意，对于病情较重的孩子，不建议把推拿作为唯一手段，大家还是及时去医院就诊，以减少孩子的痛苦。

总的来说，按摩适合日常保健，以及治疗呃逆、便秘等一些日常的小毛病。下面给大家举例说明一些可以经常使用的日常保健手法，大家不妨尝试一下。

第一个是按压孩子百会穴。百会穴在头顶正中心，大家可以试着把两只耳朵尖垂直往上画一条线连起来，再从眉心向后画线，两条线的交叉点就是百会穴。每天可以按揉20～50次。这个百会穴，跟大脑关系密切，而且又是各经脉气血会聚之处。所以它能通达阴阳脉络，连贯周身经穴，按摩它可以振奋阳气、扶正祛邪、让头脑更清醒。

第二个是推三关。三关不是一个点，而是一条线，它出自陈氏《小儿按摩经》，也称作大三关。这条线在前臂上。大家可以摸一下自己的前臂，能发现有两根骨头，靠近大拇指这边的是桡骨，靠近小拇指那边的是尺骨。三关位于靠近桡骨的这一边。从手腕横纹到肘部横纹处画一条直线，就是三关了。

如果从腕推至肘，称为推上三关；如果自肘推至腕，称为推下三关。古时候讲究男推上，女推下，但不管男、女，都要推左手。我建议大家不管男孩、女孩，都采用推上三关的方法。清朝有一本中医儿科专著叫《幼科铁镜》，里面说："推上三关，代却麻黄肉桂。"意思是说，推上三关，就可以代替麻黄、肉桂这些中药了。每天做一次，每次100～300下，可以培补元气、发汗行气、温阳散寒、调理脾胃。

第三个是揉涌泉穴。涌泉穴在脚底的掌心处，我们蜷起脚时，会发现脚底前部有一处凹陷，那就是涌泉穴。它大约位于脚底第2、3趾缝与足跟连线的前1/3处。涌泉穴是肾经经脉的第一穴，之所以叫涌泉，是说体内肾经的经水，像泉水一样由此外涌。而中医又认为肾主智力，肾气足的人，就会大脑灵活、反应灵敏、记忆力好。所以，按揉涌泉穴，有强肾、健脑、壮骨的功效。我们可以每天睡前用热水给孩子泡脚15分钟以后，再按揉涌泉穴30～50次。

在这里我也不可能穷尽小儿推拿的常用穴位，只能略举数例。大家感兴趣的话，可以去中医院，让有经验的大夫先了解孩子的体质和身体状况，然后给出适合自己孩子的日常保健穴位。

　　给孩子做推拿的时候，具体的准备工作和时间选择，请参考婴儿抚触。和婴儿抚触相比，不同的地方在于力道。按摩是需要用一些力的，否则刺激太轻，但是也不能太重了，孩子的皮肤娇嫩，按摩的时候看到皮肤微微发红就可以了。另外还是那句，如果孩子有皮肤病或皮肤上有伤口，就不要进行任何施加在皮肤上的保健手法了。

　　由于家长们基本上都不是专业人士，所以推拿按摩最难的地方，可能就是取穴了。一般来说，我们对穴位都是有感觉的，按压到穴位的时候，大都有酸痛感，或者舒服的感觉。当我们找到穴位大致位置以后，需要用手一点点试探，不断询问孩子的感觉，最终找到准确的穴位。只有这样，推拿才能有效果。

　　最后需要提醒大家的是，给孩子按摩的时候，不管是男孩还是女孩，上肢的穴位，一般都以按摩左手为主。

温和艾灸，让孩子越来越健壮

大家应该都听说过针灸，我在这里之所以没把针灸作为一种保健调理的手法，是因为一来恐怕孩子产生恐惧心理，所以如果有别的方法，我通常不主张给孩子用针灸；二来针灸需要专业人士操作，绝对不建议没有任何经验的家长拿孩子当试验品。所以我们没讲针灸，只在这里讲讲艾灸。

严格来说，其实艾灸也是针灸的一种，只不过它用的不是针，而是艾叶制成的艾炷、艾条等。把它点燃以后熏烤人体的穴位，用艾叶的药效和热量刺激穴位，能够通过激发经气的活动，从而调整经络脏腑的功能，达到调理保健的效果。

艾叶是一味中药，它能够温经止血、散寒止痛，外用可以祛湿止痒、疏通经络。现代人体内湿气大，用艾叶泡脚可以有很好的效果。而艾灸效果会更明显，如果孩子肺虚，或者脾胃虚弱、肾气虚，都可以用艾灸调理。由于艾灸手法相对比较简单，容易操作，孩子也没有痛苦感，所以还是比较适合作为居家的保健手法，下面我们就来讲讲该怎样艾灸。

　　一般来说，孩子做艾灸的最佳主穴位包括足三里、中脘、三阴交、大椎、肾俞和涌泉等穴。但具体要艾灸哪些穴位，肯定是根据孩子健康状况和调理需要来确定的。如果是脾胃虚弱的孩子，可以灸中脘、脾俞、太白、公孙、天枢、神阙和关元等穴；如果想强身健体，可以灸身柱、天枢等穴；如果想健脑益智，可以灸身柱、大椎、膏肓、肾俞等穴；如果想补肺益气，可以灸风门、肺俞、身柱、大椎、膏肓等穴。

　　确定需要艾灸的穴位，就要准备好工具。建议大家去药店买艾条或者艾棒。然后找一个空气流通、清洁干燥、温度适宜的房间，就可以开始了。

　　由于身柱穴对孩子意义重大，被誉为"小儿百病之灸点"，可治头、颈、背、肩疼痛，癫痫，暴怒及小儿惊风，所以我们以这个穴位为例。

　　身柱穴在我们背部，脊柱的正中线上，第3胸椎棘突下的凹陷中。找这个穴位的时候，可以先确定大椎穴，让孩子低下头，脖子那里最突出的棘突，就是大椎穴，然后往下数3个椎体，就是第3胸椎棘突，它下方的凹陷处就是身柱穴。

　　找到穴位以后，我们可以把艾条或者艾棒点燃后放在穴位正上方，距离皮肤约3厘米的地方。由于婴幼儿皮肤对温热疼痛的敏感度比较差，所以我们一定要先将自己手臂放在孩子施灸的部位，感知一下温度强弱，以免烫伤孩子。一般来说，如果皮肤稍微有红晕，孩子感觉温热也比较舒适的时候，可以让艾条稍微靠近皮肤一点点。如果红晕颜色加深，孩子皮肤有灼热感，就可以让艾条稍微远离皮肤。

　　而且，由于年龄比较小的孩子爱动，可能不够配合，所以施灸时一定要格外小心，千万不要烫伤孩子。每次艾灸的时间不宜过长，10～15分钟就可以了。开始的时候，每隔一天灸1次。一个月后，就可以每周灸1次，或者每月灸1~2次。

另外，艾灸又分直接灸与间接灸两类。我们刚才用的是艾条温和灸的手法，虽是直接灸，但没有与皮肤接触。而艾炷直接灸是要把艾炷直接放在皮肤上的，不管会不会留疤，一般我都不建议大家将它作为日常保健手段使用。

除了直接灸，还有间接灸。比如，如果把鲜生姜切成直径大约2~3厘米，厚约0.2~0.3厘米的薄片，用针在中间扎几个小孔，然后把姜片放在要灸的穴位上，再将点燃的艾炷放在姜片上施灸，这就是隔姜灸。如果用的是大蒜片，那就是隔蒜灸。此外还有隔盐灸、隔附子饼灸，都各有不同的疗效。大家可以在咨询医生之后，选择适合孩子的方法。

耳穴贴压，针对特定疾病效果显著

与捏脊、按摩等保健手法相比，耳穴贴压可能对大家来说是陌生的。它是在耳针基础上发展起来的一种中医外治法，通常只是作为一些辅助调理手段，适用范围不够广，所以不像推拿那样有名。

虽然大家对它不是很了解，但是它在治疗一些疾病方面还是有自己独到之处的。比如帮孩子长个儿，治疗孩子遗尿、假性近视、晕车等，都可以用耳穴贴压。

它堪称是最天然、最廉价的防治疾病手段。在我国古代，民间就有按摩耳轮以补肾气，是一种防止耳聋和耳鸣的做法。而且，大家应该也听过，女人打耳洞可以防治眼病，这虽然不可信，但也并非无稽之谈。通过刺激耳朵来防病治病，疗效的确是独特而且持久的。

耳穴贴压之所以能起到调理作用，是因为中医认为，十二经络汇聚于耳，耳朵是人整体的一个缩影。我们身体的五脏六腑，都可以在耳朵上找到相应的反应区，或者敏感点。根据身体不同病症和调理需要，找到合适的穴位，然后贴上药粒去刺激它们，就能够起到疏通经络、调整脏腑的作用。

对于孩子来说，耳穴贴压对下列疾病的调理效果比较明显。

支气管哮喘。可以取耳部的支气管、肺、肾上腺、前列腺、内分泌等穴，把药籽（王不留行籽）贴在双耳上述穴位，每天压4～6次，每次每穴按压1～2分钟。可以宣肺平喘，主治各型哮喘。

腹痛。可以取耳穴腹点、腹痛点、脾俞点，贴在双耳上述部位，半小时按压1次，每次按压5分钟。可以理气止痛。

小儿遗尿。可以在耳穴上取膀胱、肾、脾、胃、心、神门、脑点，把药籽贴在某一侧耳朵的这些穴位处。每天按压3次，每次5分钟左右，睡前按压1次，每6天，两耳交替贴压1次。可以温补下元，主治小儿遗尿。

假性近视。既然与眼睛有关，肯定是要贴眼穴。眼穴在耳垂正中间，耳垂处的穴位，主要是对应头、额、眼、舌、牙、面颊等脸部反射区的。

不过，大家可能自己不太好取穴，所以我建议大家一开始还是去针灸科找大夫帮忙，学会了以后再自己尝试。下面我们以假性近视为例，简单讲讲耳穴贴压是怎么做的。

选好穴位以后，要用医用棉签，蘸上浓度75%的医用酒精进行局部消毒。把生王不留行籽，放在剪成约6毫米见方的医用胶布中间，然后对准选好的穴位贴敷好。要注意的是，眼穴每次只能贴一只耳朵，三天后，需要再换另一只耳朵。

贴好以后，不是就万事大吉了，我们要叮嘱孩子，每天主动用拇指、食指轻轻按压贴压的耳穴。一般每天早、中、晚各一次，每次两分钟。一开始，动作可以轻柔一些，以感觉到穴位酸、胀、疼为宜。手法可以由轻到重，慢慢加重力度，但是肯定在孩子的耐受范围之内。

具体贴哪些穴位，是要根据孩子的身体状况和保健需要决定的。

如果孩子比较胖，是个小胖墩儿，想给他调理脾胃，那在耳穴贴压的时候，就可以给他贴脾穴、胃穴。

有人可能会问，为什么一定要用王不留行籽呢？因为王不留行是一味中药，具有行血通经的功用，所以王不留行籽也有活血通经，消肿止痛的功效，而且王不留行籽大小适中。中医认为把它贴在耳朵适当的穴位上并且加以按摩，能够充分发挥其作用，可以调理身体。而米粒、菜籽等，是没有这种功效的。

穴位贴敷疗法，补内治所不及

　　我说穴位贴敷，很多人可能觉得陌生。如果我说"三伏贴"，大家会不会恍然大悟呢？民间流行的"三伏贴"，就是穴位贴敷疗法的实际应用。

　　这种保健方法就是在特定的穴位上贴敷药物，通过药物和穴位的双重作用来治疗疾病、调理身体。它可以弥补药物内治的不足，一般来说是没有不良反应的，比较安全简便。对于稚弱的小孩子来说，是相当不错的外治方法。

　　用中药在穴位上贴敷，历史由来已久。我父母那辈人，大都有一些中草药知识，懂得利用大自然的馈赠。他们小时候在乡间，身上受了外伤，就会找一些草药揉碎了敷在伤口上，止血、止痛的效果相当好。古人也是这样做的，这也是中药贴敷的起源。

　　时至今日，贴敷的手段有了较大的进步。人们发现，它可不是只能治疗皮肤病，而是适应范围相当广泛，不但可以治疗体表的病症，还可以治疗内脏的病症。既可治疗某些慢性病，又可治疗一些急性病症。从感冒、咳嗽、哮喘到胃痛、积食、便秘、呕吐，再到头痛、牙痛、口疮、夜啼等，穴位贴敷都能发挥出很好的作用。

一般来说，贴敷的药物可以是糊剂、膏剂，也可以是捣烂的鲜品。具体操作方法都是先选取并且定准穴位，然后用温水或者用酒精给局部清洗消毒。接下来就是把需要敷用的药物敷在穴位上，然后固定即可。对于一些寒性病症，还可以在敷药后，在药上面热敷或者艾灸，让疗效更显著。

穴位贴敷的操作是比较简单的，但我并不建议大家在家自己贴敷。因为有一些带有刺激性的药物，可能会引起局部皮肤发泡化脓，古代叫作"天灸"或"自灸"，现代称它是"发泡疗法"。这是一种比较正常的现象，但是我们没必要让孩子受皮肉之苦。

如果不是刺激性很强、毒性大的药物，穴位贴敷还是非常安全的，而且不用打针、吃药，更容易被孩子所接受。由于孩子的皮肤娇嫩，角质层比成人薄，药物很容易穿过表皮达到真皮层。药物在真皮层可以很快被吸收入血，所以见效会比较快。

值得一提的是，穴位贴敷的保健作用非常好，它可以扶正固本，提高身体的免疫力，起到未病先治的效果。

就拿大家都比较熟悉的"三伏贴"来说吧。每到三伏天，总是会有很多家长带孩子去医院贴"三伏贴"，目的是温阳散寒，扶助正气，以便调理好身体，让孩子健康成长。那么，大家知道为什么孩子贴"三伏贴"这么受推崇吗？

一方面，孩子的皮肤薄、脏气清灵，用穴位贴敷，本身疗效就比成年人好；另一方面，三伏天的时候，是一年中我们身体毛孔开放程度最高的时节，这时候贴敷，药物最容易经由皮肤渗入穴位经络，所以保健效果特别好。

那么接下来大家可能会问，贴"三伏贴"都有什么效果呢？它可不是给大家防暑降温的，而是预防一些秋冬季节的常见病。比如小儿体虚感冒、反复呼吸道感染、慢性咳嗽、支气管哮喘、迁延性肺炎、过敏性鼻炎、慢性鼻窦炎、慢性咽喉炎等，贴"三伏贴"的效果都很好。

这是因为，根据中医"春夏养阳"和"冬病夏治"的原则，夏季给孩子穴位贴敷，能够振奋体内阳气，调整阴阳平衡，从而起到防治冬季高发病的作用。尤其是呼吸系统疾病，效果更是明显。

如果你家孩子已经超过2岁，大家就可以放心带他去医院贴敷了，连续贴敷3次（3年）是一个疗程。每一次具体的贴敷时间，还是要根据孩子的年龄和皮肤反应而定。一般来说，2~6岁的孩子，贴药时间是2~4小时，这个时间并不是越长越好的。

但孩子身体有感冒、发热、便秘、长口疮、舌苔重等"实热"的症状时，是不适合贴的，因为"三伏贴"本身所用的药物是温热性质的。对胶布过敏的孩子，需要注意让医生使用防过敏胶布。

当然，除了在"三伏"和"三九"集中贴敷以外，我们还能充分利用穴位贴敷防病治病的优势，有针对性地给孩子进行日常保健。但是，不建议大家自己购买成药给孩子贴敷。因为市面上的成药贴敷大都是针对成年人的，孩子的皮肤可能耐受不了。所以，还是要去医院购买儿童专用的。

拔罐要选对适应证，保证安全性

和推拿按摩一样，拔罐也是我们今天经常使用的一种中医外治方法。因为操作方便，适应证广泛，除了医院，保健店也有这一项目。还有很多家庭也会自己购买拔罐的工具，在家进行调理。拔罐对成年人的安全性和效果是没什么争议的，它的争论在于，到底能不能给孩子拔罐。

其实，可以拔火罐的年龄不能一概而论，这要根据身高、肌肉厚度等因素进行综合判断。如果你家孩子已经满12岁，一般就可以酌情拔罐了。如果未满12岁，也不是说不能拔，只是最好遵医嘱。

对于大一些的孩子，拔罐是有好处的。现代人常常体内湿气重，孩子也不例外。通过拔火罐，我们可以让身体里的湿气、寒气等，通过皮肤组织渗透出来，从而排除邪气，让人精神百倍。尤其是平时体质比较差的孩子，通过拔火罐可以让内部器官得到相应的调理，让气血畅通，健脾和胃，强身健体。

对于适应证来说，拔火罐更是一种有效的物理疗法。在儿科疾病中，孩子伤风感冒、咳嗽、哮喘、肺炎、支气管炎等呼吸系统的疾病；消化不良、腹胀、腹痛、积滞、厌食、呕吐、疳积、便秘、腹泻等消化系统的疾病；小儿夜啼、遗尿、百日咳、腮腺炎等常见病、多发病，都是拔火罐的适应证。

就拿孩子常见的着凉和腹泻来举例，这里我给大家讲一下拔罐方法。

着凉。可以在背部、脊柱两侧旁开两横指处，也就是脊椎两侧5厘米的位置，从上到下，顺着脊椎方向拔罐。因为一来背部肌肉比较多，安全性比较强；二来脊椎两侧有很多穴位和经络，刺激它们可以有比较好的祛风、散寒功效。

腹泻。可以沿着脊柱从上往下走，直到臀部，或者可以沿着肚脐上下拔，效果都不错。但我还是更建议在背部拔。

其他疾病具体的拔罐方法，这里我不一一列举了，大家第一次给孩子拔罐的时候，建议还是去中医科、针灸科或理疗科求助医生，学会后可以自己在家操作。

如果是家庭日常保健拔罐，首先要准备火罐。大家自己可以买到的拔火罐，通常有点火和真空两种罐形。理论上来说，点火型火罐更符合医理也更贴近传统，真空型更方便安全但效果略差。所以，如果大家不能保证可以熟练操作点火型火罐，还是尽量选择真空罐。

因为拔罐很容易产生瘀血，孩子的皮肤又比较娇嫩，所以安全问题一定要引起重视。这里关于家庭拔罐，我强调三点：一是拔罐的时间，二是颜色效果，三是注意事项。

一般人拔火罐时间不要超过10分钟，孩子应该减半。千万不要因为颜色不深而延长时间，甚至在同一部位反复拔罐，这都是非常错误的做法。因为在同一个位置反复拔，会造成皮肤红肿、破损等。不管是大人、孩子，都不能这么做。

关于拔罐之后皮肤的颜色，这里要跟大家澄清一个很多人都有的误会，很多人觉得，刮痧也好，拔罐也好，都是颜色越深病情越严重，或者觉得颜色越深治疗越成功。其实不是这样的，拔罐以后皮肤之所以发红、发紫，主要是因为毛细血管破裂，一开始可能是发红，出血时间长了，就会发紫。皮肤到底呈现什么颜色，这与个人体质有关，不能一概而论。

关于注意事项，我想要提醒大家的是，拔完罐以后，一定不能马上洗澡。因为这时候，皮肤处于一种非常脆弱的状态。洗澡会让皮肤受到刺激，容易出现破裂、发炎等症状。如果是洗冷水澡，会让孩子着凉。如果是在家里拔罐，还要尽量避开风，别让空调、电风扇、对流风吹到拔罐的位置。而且，皮肤有疮疖、溃疡、瘢痕或者皮肤过敏的孩子，一概不能拔罐。

放血疗法不可怕，但千万不能乱用

　　近些年来，中医放血疗法只要引起人们关注，大都是因为负面新闻。比如，11岁的小男孩扁桃体发炎，黑诊所大夫"割喉"不小心割到了动脉，孩子不到3分钟就去世了。希望这种悲剧不要再重演，"割喉"那样的操作，并不是放血疗法，也请家长们提升医学常识。

　　偶尔也有一些正面消息，比如有孩子在火车上发热，有医生通过给孩子耳尖部放血帮孩子退热，但也总是会引起大规模讨论和争议。那么，到底放血疗法是怎么一回事？科学发展到今天，我们还需要它吗？

　　大家质疑放血疗法也很正常，又不是做手术，要是真拿把刀往人身上划，那场面是够惊悚的。但其实，中医放血用的是专门的三棱针，放血的部位，也都是在手部、耳尖，或者是背部，出血量很少，更不会血流如注。

　　放血疗法的原理是通过用针刺来刺激体表的穴位，调血理气，让经络通达，让脏腑气血调和，可以激发人体的自愈能力。中医一般用它来治疗一些瘀证和寒证及高热类疾病，比如感冒发热、咽喉痛、头痛、眼痛、湿疹等疾病，效果还是不错的。

古代医书中有很多这样的案例，比如三国时期的枭雄曹操，患了"头风症"，头痛得厉害。名医华佗在他头部针刺放血后，马上就止痛了，收效堪称神速。再比如，唐高宗李治也曾是放血疗法的对象。

我说这些是想让大家首先要明白放血疗法是怎么一回事，别想当然地以为它特别可怕。但是，我是不建议大家自己在家操作的，也不建议你们随意去小诊所或者没有资质的保健场所进行放血疗法。

如今，一般在正规中医医院的针灸科才能给患者进行放血治疗。而且，不管任何时候，用刀进行放血疗法，是万万不可的，那根本不是真正的放血疗法，一定要阻止。

我还见到过这样的事情，有一位家长看到孩子高热晕厥，想起了以前听说过可以放血治疗，可是他不清楚具体该怎样操作，就拿缝衣针在孩子的右脚拇指上开始刺，血珠冒出来了，可是孩子依然昏迷。这位父亲就拿刀在孩子的脚踝上割了一道口子，结果孩子血流不止，失血过多，经过紧急抢救才保住性命。

这样的事情，家长们千万不要再做了。我们讲的任何保健手法，都是为了平时调理，或者起到辅助治疗的作用。万一手法错了，至少也保证没有不良反应。放血疗法这种保健手段，不是大家可以随意尝试的。而且，任何时候，如果孩子病情比较紧急，都一定要马上送医院。

孩子不能吃药，不要随意灌肠和雾化

关于灌肠这种治疗手法，应该是被迫采取的最后通便手段，只有对各种方法都没有效果的严重便秘病人才能使用，绝对不建议作为日常通便手法给孩子使用。

灌肠的目的是清除体内的宿便，排除积累在体内的毒素，作为一种治疗手段，没有绝对的好坏。而且由于是直肠给药，药物经过肠道黏膜吸收后，直接进入了下腔静脉，比口服药物吸收更快，基本上没什么不良反应。如果是口服药物实在困难的孩子，也不是不能用这种方法的。但是灌肠不能作为一种常规治疗手段。如果长期使用，不良反应可能就比较明显了。

严格来说灌肠是一种治标的方法，它虽然能够一时缓解严重的便秘，但会让原本就已经比较脆弱的肠道正常菌群遭到破坏。尤其是用药和手法不够正规的灌肠，更有可能对肠道造成机械损伤。所以，除了必须使用灌肠的情况以外，不建议大家使用。

目前在临床上，雾化治疗的应用相当普遍。对于有呼吸道疾病，而且对不方便服药的孩子来说，它是非常好的治疗和保健手段。雾化的原理主要是把药物通过喷射器变成细微的雾状颗粒，药物会随着我们的自然呼吸，直接被吸入呼吸道。用它来治疗各种呼吸道炎症、痰多、咳喘等症状，孩子会更容易接受，由于是针对呼吸道的局部用药，不良反应也会比较少，所以还是值得推荐的治疗方法。

但是需要提醒大家的是，雾化也不是想做就做的。对于较为严重的呼吸道疾病，雾化的治疗效果相当不错。但如果孩子只是轻微的炎症，就不是很有必要，因为不管怎么说，雾化毕竟也是在用药。

还有一点就是，很多家长为了避免交叉感染，也是为了方便，会购买雾化机在家给孩子做雾化。关于这件事，我想要多说两句。虽然雾化的操作比较方便，我们不是不能在家给孩子做，关键是一定要掌握科学方法。不同的疾病所用药物，对雾化机本身也有要求，比如患有支气管炎、哮喘的孩子，更适合用压缩空气雾化机；而患有咽炎、扁桃体炎等的孩子，可以用超声雾化机。关于雾化所用的药物，应该遵医嘱。

我有一位小患者楠楠，他从小就患有比较严重的哮喘，发病比较频繁。楠楠妈妈看到我给孩子做雾化效果不错，就自己在网上也买了一台，想着这样既省钱又省力，以后就不用三天两头往医院跑了。结果一段时间以后，她又带着孩子来医院了，问我为什么自己给孩子做雾化就不管用。我问完之后告诉她，她的雾化机买得不对。孩子是哮喘，并不适合那种超声雾化机。而且，我每次都会根据孩子身体实际状况用药，而楠楠妈妈并不具备这种专业素养。

所以，总体来说，对于不能用药的孩子，灌肠和雾化分别是消化系统、呼吸系统疾病的备选治疗手段。但前者我并不推荐，后者也不鼓励大家经常使用。不管用哪种，还是建议大家去正规医院请医生帮忙进行操作。